国家癌症中心肿瘤专家答疑丛书

应对肺癌

专家谈

（第2版）

主　编　王子平

中国协和医科大学出版社

北　京

图书在版编目（CIP）数据

应对肺癌专家谈 / 王子平主编. -- 北京 : 中国协和医科大学出版社, 2024.6
（国家癌症中心肿瘤专家答疑丛书）
ISBN 978-7-5679-2371-3

Ⅰ.①应…　Ⅱ.①王…　Ⅲ.①肺癌－诊疗　Ⅳ.①R734.2

中国国家版本馆CIP数据核字（2024）第069942号

主　　编	王子平
责任编辑	李元君　胡安霞
封面设计	邱晓俐
责任校对	张　麓
责任印制	黄艳霞
出版发行	**中国协和医科大学出版社**
	（北京市东城区东单三条9号　邮编100730　电话010-65260431）
网　　址	www.pumcp.com
印　　刷	北京天恒嘉业印刷有限公司
开　　本	710mm×1000mm　1/16
印　　张	17.25
字　　数	205千字
版　　次	2024年6月第2版
印　　次	2024年6月第1次印刷
定　　价	69.00元

主　编　王子平

副主编　李俭杰　胡兴胜　吴　宁　赵　峻　惠周光　郏　博

编　者　（按姓氏笔画排序）

王　力	王　伟	王　娟	王　铸	王　燕	王子平
王建卫	王珊珊	王海燕	王静静	王懋杰	太乙迪
车轶群	叶霈智	田爱平	史慧洋	丛明华	毕新刚
吕　宁	吕　超	朱　宇	乔友林	刘　鹏	刘　炬
刘　敏	刘雨桃	刘跃平	齐　军	闫　东	许潇天
孙　莉	李　槐	李　囡	李　宁	李树婷	李俭杰
李峻岭	李彩云	李喜莹	杨　欣	杨宏丽	吴　宁
吴秀红	吴宗勇	吴晓明	余　荣	张　翰	张海增
张燕文	林冬梅	郏　博	易俊林	周冬燕	郑　蓉
赵　俊	赵方辉	赵东兵	赵国华	赵京文	赵燕风
胡兴胜	宣立学	姚利琴	姚雪松	袁正光	耿敬芝
徐　波	徐志坚	高　佳	唐　威	黄　遥	黄初林
黄晓东	阎　石	维　齐	彭　涛	董　昕	董莹莹
董雅倩	蒋顺玲	韩彬彬	惠周光	翟晓宇	魏葆珺

癌症是严重威胁人类健康的疾病。预防癌症、战胜癌症是医疗卫生机构和专家学者的使命与责任，也是广大人民群众特别是癌症患者和家属的希望与期盼。

2013年，为了科普宣传癌症防治知识，提高社会公众癌症防治意识，更主要的是帮助癌症患者和家属答疑解惑，我们编写了"国家癌症中心肿瘤专家答疑丛书"（以下简称"丛书"）。希望这套书能在预防、治疗、护理和康复上给予患者专业性的指导，以此帮助患者及其家属以科学的态度勇敢地面对疾病，与医务工作者共同努力战胜疾病。

丛书出版之后，受到了广大读者的欢迎。10多年来，癌症防治工作已经取得了长足进步，尤其是在一些肿瘤的临床治疗手段以及肿瘤照护方法等方面都有了新的进展，我们也不断收到读者、患者和家属的积极反馈，希望能不断更新癌症防治知识。

为此，丛书编委会决定对丛书进行修订。对丛书中涉及的诊断、治疗、营养、用药、康复知识进行了全面的更新迭代，力争站在科学最前沿，保证肿瘤防治知识的专业性、科学性和权威性。同时在文字表述上继续采用更加通俗易懂的语言，让大众更容易读懂和接受。

癌症防治任重道远。希望丛书能够帮助患者和家属更好地应对癌症，熟悉治疗和康复的每一个环节，全方位地为患者提供一份有益的指南和支持，增加患者战胜疾病的信心，从而能够更从容地重建生活、融入社会。

我们相信，随着医学科技不断进步，治疗手段不断创新，在不久的将来，癌症防治水平将得到更大的提升，健康中国的宏伟蓝图一定能够实现。

丛书编委会

2024 年 3 月

　　从全球发达国家癌症的发病规律中，我们看到癌症的发病率在一定阶段随经济的快速发展而呈增长趋势。在社会、人们给予普遍重视并采取相应措施之后，发病状况将逐渐趋缓。人类在攻克癌症的科学探索中取得的每一点进步，都将对降低癌症的发病率、提高癌症的治愈率起到不可低估的作用。我国目前正处在癌症的高发阶段，我们常常听到、看到以及周围的同事、亲友都有癌症发生，癌症离我们越来越近，癌症就在我们身边。癌症究竟是怎么回事，怎样才能减少患癌症的风险，得了癌症怎么办……这些都是癌症患者、家属乃至大众问得最多的问题。为了帮助大家解除疑惑，了解更多相关知识，在癌症的治疗、康复和预防上给予专业性的指导，我们编写了这套丛书，希望能够协助患者、家属正确面对癌症，以科学的态度勇敢地与医务工作者共同战胜疾病。

　　"国家癌症中心肿瘤专家答疑丛书"（以下简称"丛书"）包括肺癌、胃癌、结直肠癌、肝癌、食管癌、膀胱癌、胰腺癌、淋巴瘤、肾癌、乳腺癌、宫颈癌、卵巢癌、鼻咽癌、下咽癌、喉癌、甲状腺癌、脑瘤、骨与软组织肿瘤等18种常见癌症，分为18个分册，方便读者选读。丛书以癌症的诊断、治疗、预防和康复为主线，介绍了癌症的临床表现、诊断、治疗方法、复查、预防与查体、心理调节以及认识癌症、病因的探究、如何就诊等相关内容。书后附有治疗癌症的案例供读者参考。书中内容均为当前在癌症预防、诊断、治疗、科研中的最新成果。例如，对一些癌症目前正在探索中的方法进行了客观的介绍；对于癌症的发生原因，也尽量将复杂的专业问题以简洁的语言呈现给读者。书中的观点、方法均以科学研究与临床实践为依据，严谨准确，坚决杜绝用伪科学引导、误导读者，帮助患者适时地选择治疗方法正确就医、康复。丛书中应读者需要还纳入了有关营养饮食、心理调节内容，在癌症的治疗康复中扩大了医疗之外的视野，提示患者和家属应更加关注合理的饮食和心理调节的重要性。为了更加贴近患者和家属，丛书采取了问答形式，读者找到问题便可以得到答案，方便读者使用。书后的"名家谈肿瘤"，是本书的另一特色，这些权威实用的科普内容，是专家们多年科学研究的成果和临床诊疗经验的总结，是奉献给读者的科普精粹。

丛书各册的主编都是长期工作在临床一线的医生，参加丛书撰写的作者都是活跃在本专业领域的中青年专家、业务骨干。部分资深专家也加入到编者行列，为了帮助癌症患者，普及科学知识，大家聚集在一起，在繁忙的临床科研教学工作中挤出时间撰写书稿。有的分册在编写前还向患者征集问题或将初稿送患者阅读修改。每本分册都是专家与读者的真诚对话，真心交流，字里行间流露出专家对读者的一片热忱、一份爱心。丛书的编写覆盖了肿瘤内科、外科、麻醉、诊断、放疗、病理、检验、药理、营养、护理、肿瘤病因、免疫、流行病学等肿瘤临床、肿瘤基础领域的专业知识，参编专家100余人。有些专家特为本书撰写的稿件已经可以自成一册，因为篇幅所限，只摘取了其中少部分内容。大家都有一个共同的心愿：为读者提供最好的读物。我们邀请肿瘤知名专家陆士新、孙燕、程书钧、黄国俊、屠规益、殷蔚伯、储大同、唐平章、赵平为丛书撰稿，他们都欣然同意，在百忙中很快将稿件完成。丛书是参与编辑人员集体的奉献。在书稿的编写出版过程中还有很多令人感动的故事，点点滴滴都体现了专家们从事医学科学的职业追求和职业品格，令人敬佩，值得学习。在此，对参加丛书撰写的专家、学者及所有人员表示衷心的感谢！还要特别感谢原中国科普研究所所长袁正光教授，从另一角度补上了癌症患者应如何对待死亡一页，为我们能够正视死亡、坦然面对死亡揭开了一层面纱。策划编辑张平同志，在18本丛书的组稿、修改、协调、联络全过程中发挥了中心作用，做出了重要贡献，在此对她表示感谢！

丛书作为科普读物还存在着许多不足，由于专家们希望为读者提供更多的专业知识，书中的内容、用语仍然偏专业些，为此在每册书的最后都列出了一些专业名词解释，有助于读者进一步学习相关专业知识，提高科学认知。

最后，希望丛书能够给予读者更多的帮助。患者在这里可以找到攻克癌症的同盟军，我们将共同努力，为战胜疾病、恢复健康而奋斗。作为科普读物，本书还有诸多不足，请广大读者给予指正。

丛书编委会

2013年10月

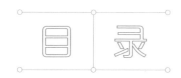

目录

一、临床表现篇

1. 什么是肺癌，有哪些临床表现和体征？　　002

2. 最近感觉食欲差、体重减轻，是不是患癌症了？　　003

3. 患者的临床表现与书上所描述的不一样，是不是医生误诊了？　　003

4. 什么是副肿瘤综合征？　　004

二、诊断篇

（一）临床诊断　　008

5. 临床如何诊断肺癌？　　008

6. 为什么早期肺癌的诊断很困难？　　009

（二）病理诊断　　010

7. 肺癌的组织细胞学诊断方法有哪些？　　010

8. 什么是痰脱落细胞学检查？　　010

9. 是否所有肺癌患者都需要病理诊断？　　011

10. 原发于肺的恶性肿瘤都有哪些病理类型? 011

11. 怎样才能看懂免疫组化结果? 013

12. 为什么要做PD-L1检测,通过哪种方法进行? 014

13. 哪些患者要做基因检测,通过哪种方法进行? 014

(三) 影像学诊断 015

14. 对肺癌患者进行影像学检查的目的是什么? 015

15. 影像学检查诊断肺癌的方法有哪些? 015

16. 有早期发现肺癌的方法吗? 017

17. 为什么使用低剂量螺旋CT筛查肺癌? 020

18. 什么是PET/CT检查? 020

19. 做PET/CT有哪些注意事项? 021

20. 肺癌患者为什么要做PET/CT检查?什么时候要考虑做
    PET/CT检查? 021

21. 做PET/CT的辐射剂量大吗?什么人不适合做PET/CT? 023

22. 如何看待术前影像学对淋巴结转移判断的应用价值? 023

23. 为什么医生要给我做脑磁共振、骨扫描检查? 025

(四) 实验室诊断 026

24. 为什么要对肺癌患者进行血液生化检查? 026

25. 血液常规检查主要检测哪些成分? 027

26. 血小板有什么临床意义? 028

27. 什么是晨尿?为什么一般要求留取晨尿进行检测? 029

28. 什么是中段尿?留取合格的尿常规分析标本有哪些
    注意事项? 029

29. 粪便常规检查中有哪些项目，有什么临床意义？ 030

30. 如何留取合格的粪便常规检查标本？ 030

31. 痰标本如何留取？ 030

32. 做支气管镜检查为什么要先进行病毒及凝血检测？ 031

33. 什么是肿瘤标志物？ 031

34. 肿瘤标志物有哪些？ 032

35. 肺癌常见的肿瘤标志物有哪些？ 033

36. 小细胞肺癌患者应检查哪种肿瘤标志物？ 034

37. 神经元特异性烯醇化酶（NSE）水平偏高的患者就一定是
小细胞肺癌吗？ 035

38. 鳞状上皮细胞癌抗原（SCC）水平偏高就等于患肺癌了吗？ 035

39. 血清肿瘤标志物中癌胚抗原高于参考范围，但为什么影像学
未发现病灶？ 036

40. 多种肿瘤标志物联合检测有什么优势？ 036

41. 有远处转移时，为什么肿瘤标志物检测未见异常？ 037

42. 不同医院检测的肿瘤标志物检验结果有可比性吗？ 038

（五）诊断需要考虑的问题 039

43. 什么是有创检查和无创检查？各有什么利弊？ 039

44. 什么是经支气管镜超声引导针吸活检术？ 040

45. 哪些患者需要进行纵隔镜检查？ 041

46. 气管镜检查前后患者应该注意什么？ 041

47. 检查过程是否会耽误病情？ 042

三、治疗篇

48. 什么是肿瘤的综合治疗？ 044

49. 肺癌患者的治疗为什么要个体化？ 044

50. 如何根据临床分期为非小细胞肺癌患者提供最佳治疗策略？ 045

51. 肺癌是否可被根治？ 046

52. 中晚期肺癌患者是否该放弃治疗？ 047

53. 初次就诊应该提供哪些资料？ 047

54. 就诊科室如何选择？ 048

55. 按期复诊的重要性是什么？ 048

（一）外科治疗   049

56. 什么是根治性手术？什么是姑息性手术？ 049

57. 什么是择期手术、限期手术和急诊手术？ 049

58. 肺癌的手术方法有哪几种？ 050

59. 什么是肺癌的根治性切除术？ 050

60. 什么是肺癌的姑息性切除术？ 051

61. 肺癌能实施胸腔镜手术吗？胸腔镜手术有哪些好处？ 051

62. 哪些肺癌患者不能手术？ 052

63. 月经期患者能接受手术吗？ 052

64. 手术前为什么要做全面检查？ 053

65. 肺癌患者术前进行血液生化、凝血等检查的主要目的是什么？ 053

66. 患者手术前为什么要戒烟？戒烟多长时间才能手术？ 054

67. 为什么要签署手术知情同意书？ 054

68. 术前需要履行哪些知情同意手续？什么人有资格签署手术
知情同意书？ 055

69. 手术知情同意书中提及的并发症是否都会发生？ 056

70. 手术前的肺功能检查项目有哪些？有何必要性？ 057

71. 手术前需要做哪些准备？ 058

72. 手术前为什么禁食、禁水？ 059

73. 手术前患者特别紧张怎么办？ 060

74. 手术前心理调整为什么很重要？ 060

75. 为什么手术前需要进行呼吸道准备？ 061

76. 手术当天需要患者做什么准备？ 061

77. 手术前一天为什么要做手术区域皮肤准备？ 062

78. 手术当天患者家属应该做什么？ 062

79. 手术有哪些麻醉方法？ 062

80. 什么是全身麻醉？ 063

81. 全身麻醉对大脑会不会有损伤？ 063

82. 通常所说的"全麻"或"半麻"指的是什么？ 064

83. 麻醉会有什么风险吗？ 064

84. 为什么麻醉医生术前要访视患者？ 065

85. 术前化疗对麻醉有影响吗？ 066

86. 老年人与年轻人谁的麻醉风险更大？ 066

87. 手术前要不要停用心血管药物？ 067

88. 什么是气管插管？ 067

89. 肺癌术后采用什么体位最好？ 067

90. 手术中是否需要输血？输自己家属的血是否更安全？ 068

91. 什么是麻醉恢复室？ 069

92. 哪些患者需要到重症监护室监护？ 069

93. 手术麻醉后会出现哪些状况？满足什么条件才能送回病房？ 070

94. 肺癌患者手术可能有哪些并发症？　071

95. 肺癌术后疼痛对患者有什么影响？常用的术后镇痛方法
　　有哪些？　072

96. 肺癌术后为什么会出现发热？　073

97. 肺癌患者术后为什么要进行有效咳嗽？如何才能有效咳嗽？　074

98. 肺癌患者术后如何预防感染？　074

99. 肺癌患者术后为什么要留置胸管？需注意什么？　075

100. 癌症患者术后护理需要家属做什么？　076

101. 肺癌术后如何才能使身体康复？　077

102. 肺癌术后为什么要早期活动？　078

103. 肺癌术后什么时候可以开始进食？　079

104. 肺癌术后饮食有哪些注意事项？　079

105. 什么是清流食、流食、半流食和软食？　080

106. 哪些不良因素会影响癌症患者术后切口愈合？　080

107. 什么是下肢静脉血栓？　081

108. 下肢静脉血栓会有哪些表现？　081

109. 下肢静脉血栓对患者有什么危害？　082

110. 有什么方法可以预防术后下肢静脉血栓？　082

111. 手术中及术后有必要穿弹力袜吗？　083

112. 患者术后多长时间可以洗澡？　083

113. 肺癌患者出院后需要注意什么？　084

114. 肺癌手术后为什么会有胸腔积液？　084

115. 肺癌手术后还应该进行哪些治疗？什么时候开始？　085

116. 哪些患者适合围手术期靶向治疗？　085

117. 哪些患者适合围手术期免疫治疗？　086

118. 肺小结节如何处理，哪些患者需要手术？　086

（二）放疗 087

119．什么是放疗？ 087

120．放疗和核辐射有关系吗？ 088

121．常规放疗技术指的是什么？ 存在哪些问题？ 088

122．什么是放疗的定位和CT模拟校位？ 089

123．放疗的流程是怎样的？ 090

124．什么是放疗计划设计？ 090

125．什么是调强放疗技术？ 091

126．调强放疗为什么准备时间较长？ 091

127．什么是体部立体定向放疗？ 092

128．应用放疗根治肿瘤需要满足哪些条件？ 093

129．哪些患者不能耐受放疗？ 094

130．放疗适合哪些肺癌患者？ 094

131．什么是术前放疗或术前同步放化疗？ 094

132．小细胞肺癌什么时候开始放疗？ 095

133．为什么部分小细胞肺癌还需要预防性脑照射？ 096

134．放疗过程中会出现哪些身体反应？ 096

135．放疗中肺癌患者如何配合治疗？ 096

136．放疗期间不想吃饭怎么办？ 097

137．放疗中营养支持为什么特别重要？ 放疗中什么食物不能吃？ 097

138．置入营养管影响放疗吗？ 098

139．放疗期间白细胞减少需要停止治疗吗？ 098

140．接受放疗期间能和亲人接触吗？ 099

141．什么是放射性肺损伤？ 099

142．如何治疗放射性肺炎？ 099

143. 什么是放射性食管炎? 100

144. 如何处理放射性食管炎? 100

145. 照射区域皮肤会有哪些变化? 101

146. 放疗期间如何保护患者的皮肤? 101

147. 放疗期间患者能洗澡吗? 有哪些注意事项? 101

148. 放疗期间患者应如何穿着? 102

149. 放疗会引起脱发吗? 102

150. 有糖尿病的患者会增加放疗的风险吗? 102

151. 放疗后的日常生活需要注意什么? 103

152. 放疗中为什么要进行中期疗效评价? 103

153. 放疗后如何复查? 104

154. 局部晚期非小细胞肺癌放疗后多久可以免疫治疗? 105

155. 广泛期小细胞肺癌免疫治疗期间可以放疗吗? 105

156. 晚期非小细胞肺癌患者什么时候适合放疗? 106

157. 什么情况需要脑放疗? 106

158. 什么情况需要骨放疗? 107

159. 晚期非小细胞肺癌患者口服靶向药物期间什么时候适合放疗? 107

160. 肺癌患者术后什么时候需要放疗? 107

（三）内科治疗 108

161. 什么是化疗? 108

162. 抗肿瘤化疗药物有哪几类? 108

163. 什么是化疗方案? 109

164. 应该如何选择进口药物和国产药物? 110

165. 医生建议化疗,是否说明癌症已经到晚期了? 110

166. 化疗是天天做吗? 化疗周期是指一个星期吗? 111

167. 什么是新辅助化疗（新辅助化疗联合免疫）？ 111

168. 新辅助化疗后患者什么时候可以接受手术治疗？ 112

169. 什么是术后辅助化疗？ 112

170. 手术后多长时间开始进行化疗比较合适？ 113

171. 什么是一线化疗？什么是二线化疗？ 113

172. 晚期肺癌患者化疗需要做几个周期？ 114

173. 化疗时应注意哪些内容？ 114

174. 有必要做深静脉置管化疗吗？ 115

175. 化疗过程中会出现哪些不良反应？ 116

176. 是不是化疗的副作用越大疗效越好？ 117

177. 放化疗期间及之后为什么要频繁查血常规？ 118

178. 如何判断患者对化疗的耐受性？ 118

179. 如何减轻化疗期间的不良反应？ 119

180. 化疗后患者发生呕吐该怎么办？ 120

181. 化疗后大便干燥该怎么办？ 120

182. 化疗后手足麻木怎么办？ 121

183. 肿瘤患者什么情况下需要输血？有哪些风险？ 121

184. 化疗中出现贫血如何处理？患者应注意哪些问题？ 122

185. 化疗期间血小板减少的治疗原则？ 122

186. 化疗后患者为什么会掉头发？该怎么办？ 124

187. 化疗期间为什么要多喝水？ 125

188. 如何处理化疗后口腔黏膜炎和溃疡？ 125

189. 化疗期间饮食有忌口吗？ 126

190. 化疗休息期间应该做什么？ 127

191. 化疗期间可以上班吗？ 127

192. 放疗后间隔多长时间才可以化疗？ 128

193. 化疗多长时间可以看出疗效？ 128

194．如何评价化疗疗效？ 128

195．为什么化疗效果因人而异？ 129

196．什么是化疗耐药？ 129

197．化疗效果不好怎么办？ 130

198．什么是分子靶向治疗？ 130

199．靶向治疗药也是化疗药的一种吗？ 131

200．临床上应用的肺癌分子靶向治疗药物有哪几类？ 131

201．为什么靶向药物只能治疗一部分患者？ 132

202．靶向治疗如何与其他治疗手段配合？ 133

203．靶向治疗后疾病进展，如何再治疗？ 134

204．什么是肿瘤免疫治疗？ 135

205．非小细胞肺癌的免疫治疗药物有哪几类？ 136

206．小细胞肺癌的免疫治疗药物有哪几类？ 136

207．免疫治疗如何与其他治疗手段配合？ 137

208．免疫治疗后疾病进展，如何再治疗？ 137

209．免疫治疗有哪些不良反应，出现哪些不适时需要就医？ 138

210．免疫治疗的不良反应如何处理？ 139

211．分子靶向治疗有哪些不良反应？出现哪些不适时需要就医？ 140

212．分子靶向治疗出现不良反应如何处理？ 140

（四）介入治疗 　　141

213．什么是肿瘤的介入治疗？ 141

214．肿瘤的介入治疗有哪些方法？能达到什么目的？ 142

215．需通过哪些途径完成肿瘤的介入治疗？ 142

216．哪些肿瘤患者适合于经血管介入治疗？哪些患者不适合此疗法？ 142

217．什么是动脉栓塞术？什么是化疗栓塞术？ 143

218. 非血管性介入治疗恶性肿瘤的方法有哪些？ 143

219. 经血管介入治疗有哪些并发症？ 143

220. 什么是肿瘤栓塞后综合征？ 144

221. 经动脉栓塞手术后为什么会出现发热？ 144

222. 如何处理肿瘤经动脉栓塞术后的发热？ 144

223. 动脉栓塞治疗后患者为什么会出现疼痛？ 145

（五）放射性核素治疗 **145**

224. 晚期肿瘤骨转移发生率有多少？ 145

225. 放射性核素治疗骨转移的原理是什么？ 145

226. 临床上常用什么放射性药物治疗肺癌骨转移？ 146

227. 哪些肺癌患者适合放射性核素治疗？ 146

228. 哪些肺癌患者不宜接受放射性核素治疗？ 147

229. 放射性核素治疗骨转移有哪些常见的副作用？ 147

（六）中医治疗 **147**

230. 有抗癌中药吗？ 147

231. 放化疗中的肺癌患者能服中药吗？ 148

232. 常用的滋补食物有哪些？ 149

（七）癌痛治疗 **149**

233. 什么是癌性疼痛？疼痛分几级？ 149

234. 疼痛的伴随症状有哪些？ 150

235. 如何向医生描述疼痛？ 151

236. 世界卫生组织推荐的治疗癌症疼痛三阶梯镇痛方案是什么？ 151

237. 三阶梯镇痛方案的基本原则是什么？ 152

238. 哪些是三阶梯镇痛方案常用的镇痛药？ 153

239. 癌痛患者应该何时开始镇痛治疗？ 154

240. 什么是非阿片类镇痛药？ 154

241. 什么是阿片类镇痛药？ 155

242. 阿片类镇痛药物是治疗癌痛的首选吗？ 155

243. 口服阿片类镇痛药控释片控制疼痛趋于稳定，但有时会出现
突发性疼痛怎么办？ 156

244. 阿片类镇痛药物的不良反应有哪些？出现后要停药吗？ 157

245. 什么是药物的耐药性？镇痛药也能产生耐药性吗？ 157

246. 什么是药物的依赖性？镇痛药会产生依赖性吗？ 157

247. 害怕增加阿片类镇痛药物剂量怎么办？ 158

248. 长期服用阿片类镇痛药物的患者有最大剂量的限制吗？ 159

249. 长效阿片类镇痛药物能否联合使用？ 159

250. 一旦使用阿片类镇痛药就需要终身用药吗？ 160

251. 长期用阿片类镇痛药会成瘾吗？ 160

252. 非阿片类镇痛药与阿片类镇痛药相比更安全吗？能多吃吗？ 161

253. 癌痛患者在接受其他抗肿瘤治疗的同时可以使用镇痛药吗？ 161

254. 哌替啶（杜冷丁）是安全有效的镇痛药吗？ 162

255. 癌痛患者如果合并有神经病理性疼痛怎么办？ 162

256. 癌痛患者除口服镇痛药外，还有哪些治疗方法？ 162

257. 心理治疗对治疗癌痛有意义吗？ 163

（八）营养 **163**

258. 营养和食物是一回事吗？ 163

259．什么是膳食？ 164

260．什么是平衡膳食？ 164

261．人体最基本的营养物质有哪些？有何作用？ 164

262．营养不良常见症状有哪些？如何解决？ 165

263．如何配制软食？ 165

264．如何配制半流质饮食？ 165

265．如何配制流质饮食？ 166

266．肠内营养和肠外营养有什么不同，哪种方法更好？ 166

267．摄入营养素的高低与肿瘤的发生有关吗？ 167

268．如何选择富含维生素的食物？ 168

（九）正在探讨的其他治疗方法　　　　169

269．我们为什么需要新药？ 169

270．我们为什么会有新药？ 169

271．什么是抗肿瘤新药临床试验？ 170

272．抗肿瘤新药是怎样研发出来的？ 171

273．一个新药的研发需要多长时间？为什么？ 172

274．如何能够参加新药临床研究？ 172

275．什么是Ⅰ期临床试验？ 173

276．什么是Ⅱ期临床试验？ 173

277．什么是Ⅲ期临床试验？ 174

278．什么是Ⅳ期临床试验？ 174

279．什么是临床研究中的知情同意？ 174

四、复查与预后篇

280. 肺癌患者治疗结束后多长时间复查？ 178

281. 复查时检测肿瘤标志物正常，是否还要进行影像学检查？ 178

282. 复查发现肿瘤标志物升高，应该怎么办？ 179

五、心理调节篇

283. 是否应该如实告知患者病情？ 182

284. 怎样正确面对患恶性肿瘤的事实？ 182

285. 肿瘤治疗效果不理想怎么办？ 183

286. 如何保持积极、乐观的心态？ 184

287. 患者如何尽快回归家庭、回归社会？ 185

288. 如何以平常心面对复查？ 185

289. 肿瘤复发了怎么办？ 186

290. 如何应对失眠？ 187

291. 患者如何克服对死亡的恐惧？ 188

六、预防篇

292. 癌症可以预防吗？ 192

293. 哪些生活方式有助于预防癌症？ 192

294. 如何预防职业相关癌症？ 193

295. 如何通过锻炼和体力活动降低癌症风险？ 194

296. 如何通过控制体重降低癌症发生风险？ 194

297. 如何通过控制饮食降低癌症发生风险？ 195

298. 是否应该相信某些宣传中所讲的抗肿瘤饮食？ 195

七、肺癌知识篇

299. 什么是肿瘤的高危人群？ 198

300. 为什么常出现家庭多名成员患上癌症？ 199

301. 如果多名家庭成员出现同一种癌症，需要注意什么？ 200

302. 为什么有些职业容易患肿瘤？ 200

303. 缺乏体力活动与癌症有关系吗？ 200

304. 肺脏的形态及功能是什么？ 201

305. 什么是肿瘤？ 201

306. 什么是癌症？ 202

307. 肿瘤是怎样命名的？ 203

308. 什么是增生？ 203

309. 什么是不典型增生？ 204

310. 重度不典型增生是癌吗？ 204

311. 什么是癌前病变？ 205

312. 什么是肿瘤的分化程度？ 205

313. 肿瘤细胞的分化程度与恶性程度有什么关系？ 205

314. 什么是病理分级？有什么临床意义？ 206

315. 什么是转移？ 206

316. 出现淋巴结转移就是得了淋巴瘤吗？ 206

317. 什么是癌基因？ 207

318．什么是抑癌基因？ 207

319．黏膜内瘤变是癌吗？ 208

320．什么是带瘤生存？ 208

321．什么是早期、中期、晚期肺癌？ 208

322．得了恶性肿瘤该怎么治疗？ 209

323．肿瘤治疗中出现并发症该怎么办？ 209

324．为什么出现转移就不能做手术？ 210

325．为什么大多数小细胞肺癌不做手术？ 211

326．什么是恶病质？ 211

八、肿瘤病因探究篇

327．为什么多数癌症容易在老年人中发生？ 214

328．吸烟与癌症有什么关系？ 214

329．吸烟为什么会导致癌症？ 215

330．为什么有些人吸烟却并没有得癌症？ 215

331．对于预防癌症来讲多少酒量属于安全范围？ 216

332．哪些食物可能含有致癌因素？ 216

333．感染会导致癌症吗？ 217

334．饮食习惯与癌症的发生有关系吗？ 218

335．肥胖与肿瘤有关系吗？ 219

336．肺癌与遗传有关吗？ 219

337．肺癌是否有传染性？ 220

338．家里亲属患癌，其他人会得癌吗？ 220

九、名家谈肿瘤

增强自我科学抗癌意识 224

六十年来我国肿瘤防治工作的发展和体会 226

少吃多动　预防肿瘤 233

对癌症治疗的一点看法 235

面对癌症作战的现代策略 237

防治肿瘤，从改变自己做起 240

勇气创造奇迹　科学铸造明天 244

一、临床表现篇

1. 什么是肺癌，有哪些临床表现和体征？

肺癌是起源于气管、支气管黏膜或腺体的恶性肿瘤。因疾病的不同及患者的个体差异，每位患者的症状和体征也不尽相同。同样是肺癌，有的患者咳嗽明显，偶有咯血[1]、体重减轻等，而有的患者却没有明显的症状，只是在查体时发现疾病。不能认为没有咳嗽、咯血等症状就否认肺癌，也不能因为出现肺癌的常见症状如咳嗽、咳血、胸痛就直接诊断肺癌。

肺癌的症状多种多样，但没有一种是肺癌所特有的，其他的急、慢性肺部疾病都可以有相似的表现。约有1/3的肺癌没有症状，是在常规体检或因其他疾病检查时被发现的。肺癌的症状、体征大体上可以有以下四类。

（1）肺部相关症状：慢性咳嗽、痰中带血或咯血、呼吸困难、反复发作的支气管炎或肺炎、胸痛、声音嘶哑等。

（2）肺癌引起的代谢及免疫功能紊乱：如手指和足趾末端肥大，像鼓槌头一样，发生在手指称为杵状指，发生在足趾称为杵状趾。有些患者由于出现某些激素水平的升高，而出现不明原因的低血钠、高血糖等。少数患者还可以出现肌肉无力、四肢不听使唤的症状，行走时尤其明显。

（3）肺癌转移引起的相关症状：如骨转移引起的疼痛，脑转移出现的头痛、头晕等。

（4）与肿瘤进展相关的症状：如明显消瘦、乏力、轻到中度的发热等。

1　咯血：是指喉部、气管、支气管及肺实质出血，血液经咳嗽由口腔咯出的一种症状。

2. 最近感觉食欲差、体重减轻，是不是患癌症了？

食欲差与体重减轻是比较常见的临床表现，许多疾病都可以有，并无特异性，更多见的是非肿瘤性疾病所导致。在天气炎热、情绪不好、食物不对口味时常会导致食欲差，经过适当的调节，通常在短时间内会得到改善。一些常见疾病，如感冒、慢性胃炎、病毒性肝炎也可表现出食欲差。当然，这些疾病在出现食欲差的同时，往往会伴有相对特征性的临床表现，如感冒时的鼻塞、流鼻涕；慢性胃炎时伴有的胃胀、胃痛；肝炎时伴有的皮肤颜色变黄（黄疸）等。食欲差、进食量少，吃进去的食物不能满足机体的需要，体重自然会减轻。当然，恶性肿瘤晚期患者也会出现这样的症状，但这并不是肿瘤患者的特有症状。无论什么原因引起的均应该到医院就诊，在医生的指导下进行必要的检查，以确定病因，并及时治疗。

3. 患者的临床表现与书上所描述的不一样，是不是医生误诊了？

经常有患者或家属问及他们的症状与书本上写的不太一样，或没有症状，因此认为医生给他们诊断为肺癌是误诊了，事情真是这样的吗？问题真会那么简单吗？

首先，让我们看一下书里写的是什么，书里写的是对这种疾病的诊断、治疗、预后[1]的知识，是对疾病的认识。书中描述的是大多数

---

1 预后：指预测疾病的可能病程和结局，只是医生们依据某种疾病的一般规律推断的一种可能性，这种可能性通常是指患者群体而不是个人。

患者的症状和体征，不可能包括所有患者的所有表现。临床上每个患者表现都有所不同，众多的症状又不可能在一个患者身上全都表现出来，这就是疾病的复杂性。

其次，随着诊断技术的发展，在常规体检中就可以诊断出肺癌。这时患者根本没有症状，这就是早期发现、早期诊断的优势。这些早期诊断的肺癌患者因此而获得更多的治疗机会，生存时间会更长。

所以，不应拿着书去比对患者的表现，因为现实中没有人不折不扣地按照书上的描述去得病，也不符合逻辑。有疑惑时应该向医务人员咨询，而不应怀疑一切。

4. 什么是副肿瘤综合征？

肿瘤在生长过程中会产生一些生物活性物质，引起机体产生一系列与原发肿瘤或转移病灶没有直接关系的症状和体征，在发现肺癌前后都可能出现。有些肺癌患者可出现电解质紊乱[1]、血糖升高、血压上升、骨关节肥大、杵状指、皮肤色素沉着，或是甲状腺功能亢进、男性乳房发育甚至溢乳[2]等内分泌失调症状。如果能注意到这些异常情况，就有可能成为早期诊断的线索，从而提高治愈率。有时这些肺部外的表现对患者的危害较肿瘤本身更加明显，需要特别关注。当肿瘤的治疗有效，这些症状也能明显减轻甚至消失，如果再次出现，就有可能提示肿瘤复发，这在一定程度上有利于监测肿瘤复发，了解这些知识将有助于对肿瘤患者的诊治，以免被假象所迷惑，贻误治疗时机。所以，当肿瘤患者出现了难以解释的内分泌紊乱时，则

1 　电解质紊乱：是指血液中的离子，如钾、钠、碳酸氢盐、钙、镁、磷、氯出现异常升高、降低或比例失衡。出现电解质紊乱后患者会出现一系列不适症状。

2 　溢乳：在本书中特指乳头分泌出乳液。

要警惕副肿瘤综合征，做到心中有数。如果伴有副肿瘤综合征，需要对患者的原发病进行抗肿瘤治疗，同时对出现的症状对症支持治疗。

二、诊断篇

（一）临床诊断

5. 临床如何诊断肺癌？

肺癌要依靠患者临床表现、客观检查结果、医生逻辑分析后才能最后诊断。

肺癌的症状与肺内原发病灶相关，也与转移灶及癌组织产生的一系列物质相关。随着生活水平的提高，很多肺癌是在健康查体时被诊断的，这时患者可能没有任何症状。客观的检查包括影像学检查、实验室检查、组织病理学检查等。组织病理学是诊断肺癌的金标准，也就是说在显微镜下发现癌细胞后诊断就肯定了，但有时会受各种因素的影响，病理学检查需要很长时间。患者临床症状会给医生诊断提供重要的依据。影像学检查会帮助检查肿瘤局部侵犯程度、淋巴结及远处转移。实验室检查可以帮助医生诊断，检测肿瘤的基因突变等指标。

可以将组织病理学检查看成是"定性检查"，而将临床症状、影像学等检查看成是"定量检查"。结合定性及定量资料，再经过临床医生的逻辑判断后就可以正确诊断肺癌。

临床诊断肺癌需要客观的检查和医生的逻辑判断，决不能靠拍脑门，更不要逼医生靠经验草率地做出诊断。

6. 为什么早期肺癌的诊断很困难?

早期肺癌诊断困难的原因主要有以下四方面。

（1）有些肺癌患者初期是没有任何症状的。咳嗽是肺癌的常见症状，然而，假如初期病变没有侵犯气管，就可能不出现咳嗽的征象。疼痛也是这样，如没有重要脏器的侵犯疼痛也就未必出现。

（2）肺癌的症状多种多样，没有一种症状是肺癌所特有的，如慢性支气管炎、支气管扩张、病毒性肺炎、肺结核同样可以出现咳嗽、咯血甚至胸痛等症状，从而降低了对肺癌的警惕性。

（3）目前医学上还没有简便易行的敏感性和特异性很高的筛查[1]方法，例如像人们希望的查几滴血就能判断是否患有肿瘤。

（4）人们的健康休检意识有待增强。目前还有人以不去医院、不做定期查体为荣。

为了早期发现疾病，建议40岁以上，尤其是吸烟20年及以上、有慢性肺病或因职业原因接触化工原料或矿物质等有害物质的人，应该每年做体检。

---

1 筛查：是指通过询问、查体、实验室检查和影像学检查等方法对"健康人"针对某种或某些疾病有目的进行的检查，是早期发现癌症和癌前病变的重要途径。

（二）病 理 诊 断

7. 肺癌的组织细胞学诊断方法有哪些？

肺癌的组织学诊断方法分为活检[1]和手术切除两大类。获取活检组织的方法包括支气管镜活检、CT引导下经皮肺穿刺活检、超声支气管镜引导下的经支气管针吸活检、电磁导航支气管镜活检等。手术切除包括开胸或胸腔镜下病灶切除活检/楔形/肺段/肺叶/全肺切除，上述手术切除的标本，根据外科决策需求，均可进行术中冷冻切片快速病理诊断，用于病灶性质及初步的组织学类型的初步判断。需特别强调的是，术中冷冻切片快速病理诊断不能作为肿瘤的最终诊断。肺癌的细胞学标本最常见的是痰液和胸腔积液，其他诊断方法还包括经皮肤肺穿刺细胞学检查、纤维支气管镜刷片检查、肺泡灌洗液细胞学检查及细针吸取细胞学检查等。

8. 什么是痰脱落细胞学检查？

痰脱落细胞学检查是在痰液中检查是否有脱落的癌细胞，是肺癌筛查的重要方法之一。患者和患者家属应特别注意痰的采集方法，最好采集早晨起床后的第一口痰。如果可能，咳痰前应刷牙、漱口清洁

1　活检：即活体组织检查，是指应诊断、治疗的需要，从患者体内切取、钳取或穿刺等取出病变组织，进行病理学检查的技术。

口腔，以免痰液被食物残渣和细菌污染。咳痰的方法也很重要，患者应深呼吸后用力咳痰，重复几次，咳出肺深部的痰液，置于送检盒内直接送检。连续送检3天以上可以提高阳性检出率。肺癌患者痰液中发现癌细胞的可能性为30%～60%，对于中央型肺癌阳性率可达70%～90%。

9. 是否所有肺癌患者都需要病理诊断？

不论哪种类型的肺癌，影像学检查共同表现常为肺部结节或肿块。但是具体是哪一种病理类型，对于下一步治疗方案如何选择至关重要。因为随着肺癌治疗模式和相关药物的快速发展，不同病理类型的肺癌，其治疗方案和药物的选择差别很大，将直接影响患者治疗效果和预后。而肺癌的病理分型只能通过病理组织细胞学检查明确，影像学和抽血化验检查等不能区分肺癌的具体病理类型。

10. 原发于肺的恶性肿瘤都有哪些病理类型？

肺癌是从支气管到肺泡上皮发生的恶性肿瘤的总称。原发于肺的恶性肿瘤除了上皮来源的肺癌，还包括神经内分泌肿瘤、间叶组织发生的肉瘤以及淋巴组织发生的淋巴瘤。

（1）肺原发恶性上皮性肿瘤：即肺癌。根据其组织发生及分化特征，肺癌的病理类型包括腺癌、鳞癌、大细胞癌、腺鳞癌、肉瘤样癌、涎腺型癌（包括腺样囊性癌、黏液表皮样癌、上皮肌上皮癌、玻璃样透明细胞癌和肌上皮癌）及其他未分类上皮性恶性肿瘤（包括NUT癌和胸部SMARCA4缺失的未分化肿瘤）。

（2）肺神经内分泌肿瘤：分为低级别的神经内分泌瘤和高级别的神经内分泌癌。神经内分泌瘤包括典型类癌和非典型类癌，神经内分泌癌包括小细胞癌和大细胞神经内分泌癌，以及复合性小细胞癌和复合性大细胞神经内分泌癌。

（3）肺原发间叶性恶性肿瘤：由于间叶组织在体内广泛分布，具有连接、支持、营养和保护等多种功能，包括纤维、脂肪、血管及淋巴管、平滑肌、横纹肌、骨及软骨组织等，所以由它们起源的恶性肿瘤均可在肺内发生，但相对少见，如血管肉瘤、平滑肌肉瘤、横纹肌肉瘤、滑膜肉瘤，以及更为罕见的纤维肉瘤、脂肪肉瘤、骨肉瘤及软骨肉瘤等。此外，还有一些只在肺发生的恶性间叶性肿瘤，包括弥漫性肺淋巴管肌瘤病、胸膜肺母细胞瘤、肺动脉内膜肉瘤、EWSR1-CREB1融合的原发性肺黏液样肉瘤、肺淋巴管平滑肌瘤病、肺恶性血管周上皮样细胞瘤。

（4）肺原发的淋巴造血系统肿瘤：原发于肺内淋巴造血组织源性的恶性肿瘤较少见，在诸多可累及肺的淋巴造血系统肿瘤中，目前只有6种被视为原发性肺肿瘤，最常见的是黏膜相关淋巴组织边缘区B细胞淋巴瘤，此外，还有弥漫性大B细胞淋巴瘤、淋巴瘤样肉芽肿病、血管内大B细胞淋巴瘤、肺朗格汉斯细胞组织细胞增生症和埃德海姆－切斯特病（Erdheim-Chester disease，ECD）[1]。

1　埃德海姆-切斯特病（Erdheim-Chester disease，ECD）：一种罕见的非朗格汉斯细胞组织细胞增生症，也称为"脂质肉芽肿病"。本病好发于中老年人，男女发病率无明显差异。病变可累及骨骼系统和全身多个脏器，最常累及的部位是长骨的干骺端及骨干，尤以下肢多见。

11. 怎样才能看懂免疫组化结果？

免疫组化[1]是免疫组织化学的简称，是病理科最常用也是最重要的染色技术之一。免疫组化利用抗原与抗体特异性结合的基本原理，通过化学反应使标记抗体的显色剂显色，就可以用显微镜观察细胞内是否有某种特征性抗原表达，是一种透过现象看本质的手段。

病理报告上的免疫组化指标通常是由英文字母缩写命名的蛋白（抗体）表示。通常"＋"代表该抗体免疫组化染色结果为阳性，"－"或"0"代表该抗体免疫组化染色结果为阴性或不表达。有些免疫组化标志物染色结果报告形式是一个百分数，代表阳性的肿瘤细胞占所有肿瘤细胞的百分比，如Ki-67，PD-L1等。

肺癌常用的免疫组化标志物大致分为两类：一类是用于辅助肿瘤诊断、鉴别诊断、来源诊断及分型相关的标志物，如CK、CK7、TTF-1、NapsinA、P40、CD56、CgA、Syn等；另一类是用于筛选出肿瘤是否适合靶向或免疫治疗相关的标志物，如ALK（Ventana）、ROS1、BRAF、PD-L1等。此外，Ki-67是细胞增殖相关核抗原，标记处于增殖周期中的细胞，一般情况下阳性百分比越高，意味着肿瘤细胞增殖越活跃，提示肿瘤生长较快或者恶性程度较高。但是不同组织、器官来源、不同病理类型的肿瘤之间Ki-67没有可比性，需要专业病理医生解读。

1 免疫组化：是应用免疫学基本原理——抗原抗体反应，即抗原与抗体特异性结合的原理，通过化学反应使标记抗体的显色剂（荧光素、酶、金属离子、同位素）显色来确定组织细胞内抗原（多肽和蛋白质），对其进行定位、定性及定量的研究，称为免疫组织化学技术。

12. 为什么要做PD-L1检测，通过哪种方法进行？

这个问题要从近几年极其火热的肿瘤免疫治疗说起。目前临床上应用最广泛的免疫治疗药物是PD-1/PD-L1免疫检查点抑制剂。但并非所有肿瘤患者都能从PD-1/PD-L1免疫检查点抑制剂的治疗中获益，甚至还要承担由治疗带来的药物不良反应风险。因此，需要通过一种筛选方法，尽可能找出那些更适合PD-1/PD-L1免疫检查点抑制剂治疗的肺癌患者，而目前临床上最常用的筛选方式就是通过免疫组化染色的方法检测肿瘤PD-L1的表达水平，多数临床研究数据显示，表达水平高的肿瘤更可能从免疫检查点抑制剂治疗中获益。这里需要着重说明一点，肿瘤PD-L1表达水平并不是预测患者是否可从免疫检查点抑制剂治疗中获益的唯一和绝对的指标。

13. 哪些患者要做基因检测，通过哪种方法进行？

对于肺癌来说，基因检测最重要的目的是为肿瘤的个体化治疗选择提供必要的基因信息。与传统化学治疗（化疗）的广泛打击相比，近十年迅猛发展的靶向治疗的优势是力求对肿瘤进行"精准打击"。"精准"的前提是有"靶点"，而所谓的"靶点"就是特定的基因突变，但并非所有的肺癌都携带这样的"靶点"。因此，需要通过对肿瘤组织进行基因检测，将具有靶向治疗敏感"靶点"的患者筛选出来。目前，临床上更推荐非小细胞肺癌，特别是肺腺癌患者进行基因检测，因为肺腺癌是目前已知驱动基因突变最多且针对驱动基因突变靶向药物选择最多的肿瘤类型。推荐治疗过程需要使用靶向药物治疗的患者进行必要的基因检测。

基因检测的方法有聚合酶链反应、荧光原位杂交、一代及二代测序，检测的材料首选肿瘤组织，当肿瘤组织量不够或无法获取肿瘤组织时，血液、恶性胸腔积液和脑脊液等是很好的补充替代材料。不同检测方法在能检测的基因数量、适合检测的突变类型、需要的组织量、检测周期长短、检测费用高低等方面各不相同，因此需要根据每个患者的检测需求、可以提供的组织量、对检测周期和费用的需求应及早告知专业的医生，在其指导下选择合适的检测方法。

（三）影像学诊断

14. 对肺癌患者进行影像学检查的目的是什么？

对肺癌患者进行影像学检查的目的有三个：一是确定提示或排除诊断；二是治疗前全面评估，对肿瘤进行临床分期，判断手术切除的可行性；三是在治疗后进行疗效评价和随诊观察。此外，随着人工智能在医学影像学领域的快速发展，影像组学在预后评价方面显现出重要价值和潜力。

15. 影像学检查诊断肺癌的方法有哪些？

诊断肺癌的主要影像学检查方法包括X线、CT、磁共振成像（magnetic resonance imaging，MRI）检查及PET-CT检查。胸部透视

（胸透）、胸部X线摄片（胸片）、CT都是利用X线穿过人体，人体不同结构对X线吸收程度不同的特性来成像的，都具有一定的辐射。而常说的X线检查主要是指胸透和胸片。胸透因为其X线辐射剂量大，对比度差，现已基本不用。胸片简便、快捷，X线辐射剂量低，是过去肺癌筛查的常用检查。但随着影像技术的进步，既往采用胸片检查的局限性也逐渐突显。特殊部位（如心脏后、脊柱旁或肺尖部位）的肿瘤、较小的肿瘤、密度较低（如磨玻璃密度结节）的肿瘤不易检出，胸片发现肺癌时常已不属于早期病变。因此，目前胸片多用于入院常规检查、术后复查或床旁检查。X线胶片相当于照片的底片，肋骨、锥体密度高，对X线吸收多，照片上呈白影；双肺含气体密度低，X线吸收少，照片上呈黑影。

肺癌影像诊断离不开CT检查。CT检查是肺癌诊断TNM分期、疗效评价、术后随访[1]中最重要也是最常用的影像学检查方法。CT图像是经过计算机处理后的断层图像，每个断层图像中的点（像素）都相当于人体断层中的一条组织，断层越厚，这个组织条越厚，图像越不精细，并且容易漏掉小病变。日常工作中最好选择 $1 \sim 2mm$ 厚度，更有利于细微结构和微小病变的观察。

CT检查分为普通平扫CT和增强CT。普通平扫CT不需要静脉注射药物就能直接完成，是最基本的检查方式。低剂量CT、常规CT、高分辨CT都属于平扫CT，但辐射剂量依次递增。低剂量CT辐射剂量低，常用于肺癌筛查，高分辨CT有利于观察病变的细微结构，但由于辐射剂量高，仅在特殊情况下使用，大部分情况下使用常规CT。而增强CT需要静脉内注射含碘的药物（一般为100ml）后再行扫描，这种药物称作碘对比剂，现在普遍使用的碘对比剂副作用很少，比较

---

1 随访：指医生在对患者进行诊断或治疗后，对患者疾病发展状况、治疗后恢复情况等继续进行追踪观察所做的工作。

安全。碘对比剂通过泌尿系统进行排泄，检查前、检查后大量喝水（一般检查前4～6小时开始，持续到增强检查结束后24小时，饮水量100ml/h）能够更好地促进碘对比剂排出体外。增强扫描通过静脉注入碘对比剂，能够了解病变组织和正常组织的血供情况，从而更准确地进行肿瘤的分期及疗效评价，为临床医生提供诊疗依据。

不少读者认为MRI是比CT更高端的检查方法，MRI一定比CT更好，这种观点是不正确的。MRI和CT在不同部位的检查中各具优势。MRI对支气管和肺这些含气组织显示较差，因此在肺癌以往的影像诊断中并不常规使用，但MRI对软组织分辨率比CT更好。随着磁共振设备不断普及、扫描序列不断更新，胸部磁共振在评估肺癌对臂丛神经、纵隔、胸壁侵犯、纵隔淋巴结转移方面逐渐展现出优势。然而，受限于技术的推广，目前胸部MRI扫描并未在国内各级医院中广泛使用。MRI在肺癌远处转移的评估中发挥着重要作用，头颅增强MRI、肝增强MRI在评价脑转移和肝转移比PET/CT更具有优势。

肺癌患者治疗前的全面评估非常重要，影像学检查只是全面评估中的一部分。对于初诊患者，完善影像学检查是为了更准确地评价肺癌的TNM分期，但还需要明确病理组织学类型和免疫组化的情况，才能在精准医疗的时代选择最适合患者的治疗方案。纤维支气管镜、CT导引下穿刺活检、胸腔积液细胞学、纵隔镜检查、胸腔镜或开胸探查等有创检查是我们获得病理组织常用的方法。

16. 有早期发现肺癌的方法吗？

在临床上，如果患者出现咯血、骨痛、头痛等症状，可能患者大多已经失去手术治疗的机会，即已到晚期。此时治疗效果差，生活质量低，且生存期较短。肺癌的生存与分期密切相关，Ⅰ期肺癌患者的5年生存率超过70%，而Ⅳ期患者的5年生存率不足10%。说明早诊早治是肺癌患者提高生存、改善预后最重要的方法。

胸片曾是最经典的肺癌筛查手段，但对于早期肺癌很容易漏诊，如心脏后方、与脊柱重叠处等位置，几乎所有隐藏在这些地方的较小的病灶都会被漏诊，另外较小或磨玻璃密度的肺癌往往很难在胸片发现，从而导致患者病情延误。随着CT在国内县级医院的普及，胸片不再用于肺癌的早期筛查。

国外大型随机对照试验，如美国国家肺癌筛查试验（national lung screening trial，NLST）和荷兰-比利时肺癌筛查试验（nederlands-leuvens longkanker screenings onderzoek，NELSON）显示，在肺癌高危人群中，与胸片或不筛查相比，低剂量CT筛查可以降低肺癌病死率。我国在此基础上结合国内实际情况，推出了《中国肺癌低剂量螺旋CT筛查指南》，将低剂量CT作为肺癌筛查的标准方式。胸部CT能够对人身体进行"断层解剖"。螺旋CT扫描可以将受检者所形成的断层图像每一层之间的间隙无限缩小，甚至有一定的重叠，这就使诊断医生能够对整个人体进行"无缝隙"的观察。于是，无论是躲藏在肺部哪里的病变，都能够被CT影像捕捉到。随着肺癌筛查计划的推广和普及，以及人工智能辅助影像诊断的出现，肺结节的检出率明显提高。在高检出率的同时带来了很多问题，如辐射暴露、假阳性[1]率高，以及给患者身心带来巨大压力。不少人在CT报告中发现"小结节"后都非常紧张和焦虑，怕是早期肺癌，但其实初次CT检查的绝大部分肺结节是良性的，数据表明这部分占到95%以

1　假阳性：指由于多种原因造成将阴性结果误判为阳性，而假阴性则是指将真正的阳性结果误判为阴性。临床上应用的任何技术都很难做到100%正确，故偶尔会有假阳性或假阴性的结果。

上。即使是"磨玻璃密度结节"，也需要在1～3个月复查，因为有些炎性磨玻璃密度结节在抗炎治疗后就消失了，只有持续存在的"磨玻璃密度结节"需要在临床医生的指导下定期随访观察。值得注意的是，由于辐射暴露问题，并不是推荐所有人都要去做肺癌低剂量CT筛查。在2023年5月更新的《NCCN肺癌筛查临床实践指南》中，不推荐低危人群（年龄＜50岁和/或吸烟史＜20包年）（包年，每天吸烟包数×吸烟年数）进行肺癌筛查，推荐高危人群（年龄≥50岁和/或吸烟史≥20包年）进行低剂量CT筛查。而《中国肺癌低剂量CT筛查指南》（2023版）中结合我国肺癌发病的危险因素将除吸烟外的其他危险因素也考虑在内。年龄介于50～80岁；对有长期职业致癌物暴露史；一级、二级亲属患肺癌，同时吸烟史≥15包年或者被动吸烟＞15年；某些高发地区有其他重要肺癌危险因素作为高危人群。如果连续2年低剂量CT筛查阴性的人群建议停止筛查2年，因为筛查阴性个体后期得肺癌的风险往往较低。筛查阳性的人群需要每年筛查。

近些年，循环肿瘤标志物和呼出气体检查也被用来进行肺癌筛查。循环肿瘤标志物一般通过采取血样进行检测，肺癌自身抗体（autoantibodies，AABS）是身体应对异常肿瘤抗原反应而产生的。低剂量CT联合AABS，可减低低剂量CT检查的假阳性率，提高肺恶性结节的阳性检出率。呼出气体检测是利用肺癌患者与健康人群呼出气体中成分存在差异来诊断肺癌。有研究通过严格受训的嗅探犬对呼出气体进行检测，也有通过质谱技术分析呼出气体中的挥发性有机化合物（volatile organic compounds，VOCs）进行检测。但这两种新兴且前景广阔的方法还有待进一步的研究，目前尚未得到广泛应用。

17. 为什么使用低剂量螺旋CT筛查肺癌?

胸部CT可以看见很多存在于胸片"隐蔽处"以及较小不易被胸片发现的病变,但同时带来了放射剂量偏高的问题。怎么能够既运用CT的人体断面解剖的成像技术,又能够降低辐射剂量呢?根据肺含气体的特点,放射诊断学专家在不影响观察肺内病变的情况下,摸索出了低剂量螺旋CT筛查肺癌的扫描方案,并逐步在全球广泛应用。

胸部低剂量螺旋CT体现出了两个特点:一是剂量较低,辐射剂量是常规剂量的1/8 ~ 1/6;二是螺旋CT扫描技术优点在于扫描速度快,不易漏诊等。

胸部低剂量螺旋CT扫描可同时检出其他病变(如肺气肿、间质性肺病变、冠状动脉钙化、纵隔肿瘤等),为临床及时提供重要信息,提醒受检者及早就医。胸部低剂量螺旋CT扫描作为筛查手段,辐射剂量低,对病变的细节显示也存在局限性。所以,当发现明确病变后,不建议再使用低剂量螺旋CT,而是使用常规剂量CT或增强CT进行进一步的影像学评价。

18. 什么是PET/CT检查?

PET/CT是将PET(正电子发射计算机断层显像)和CT(计算机断层显像)有机整合的一体化融合型高端影像设备。PET提供病灶功能代谢的信息,CT提供病灶解剖位置和形态结构的信息,PET/CT实现了两种信息的强强联合和优势互补(图1),且一次检查就可以了解全身的结构及代谢情况,有助于病灶的早期识别,也提高了诊断的准确性。

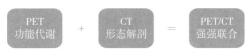

图1 PET/CT 强强联合

19. 做 PET/CT 有哪些注意事项？

一般做 ^{18}F-FDG PET/CT 检查之前要禁食 4 ～ 6 小时，空腹血糖最好 ≤ 11.1mmol/L；静脉注射显像药物后安静休息，并通过饮水、排尿促进药物吸收；检查前摘掉腰带、手机等金属物品，防止出现伪影；检查后，多饮水促进药物排出体外。

20. 肺癌患者为什么要做 PET/CT 检查？什么时候要考虑做 PET/CT 检查？

PET/CT 是筛查肿瘤的利器，具有发现病变早、诊断准确性高、全身扫查提供信息全面的优点，可广泛用于肺癌诊断、治疗的多个环节。国内外指南均推荐将其用于肺癌的诊断，指出 PET/CT 是诊断肺癌、分期与再分期、手术评估、放射治疗（放疗）靶区勾画（尤其合并肺不张或 CT 增强对比剂禁忌证[1]时）、疗效和预后评估的最佳方法之一。

在肺癌治疗前，PET/CT 可结合功能代谢和形态解剖的双重信息，帮助临床医生判断肺部肿物到底是不是考虑肺癌。如果肺部肿物的代

---

1 禁忌证：指不适宜于采用某种诊断或治疗措施的疾病或状况。

谢比较高，那肺癌的可能性就会比较大；如果发现了远处转移，那就可以基本确诊肺癌。当然，肿瘤的定性诊断并不像"1＋1＝2"那么简单，临床医生会根据各种检查结果进行综合考虑。

PET/CT对于肺癌分期作用独到。在原发灶检出方面，可以帮助了解原发灶对邻近组织结构的侵袭情况，比CT更容易将原发病变与阻塞性肺不张区分开。在淋巴结转移检出方面，可以比CT更容易发现有无纵隔、锁骨上等区的淋巴结转移，但有时要注意排除炎症反应性淋巴结的影响。对于远处转移，可以帮助发现比较隐蔽的转移灶，上调临床分期，或者排除一些可疑的转移灶，下调临床分期，但对于脑转移的检测敏感性低于增强MRI。上述准确的分期直接关系到肺癌患者治疗方式的选择，直接影响到拟行放疗患者病变范围的勾画，进而影响患者个体化治疗方案的制定和预后。

在肺癌治疗过程中，如果病情对抗肿瘤药物（包括化疗、靶向、免疫等药物）的治疗有缓解，往往治疗后病灶PET代谢较治疗前减低。反之，则病灶PET代谢较治疗前相仿或增高。尤其是在治疗早期（治疗2～3周期），病灶大小变化可能不明显，或受病灶内出血、囊变、形态不规则等影响大小测量不准确，但病灶PET代谢变化不受这些因素影响，因此，PET/CT可以帮助及时、准确的评估患者的治疗反应，为及时调整治疗方案争取更多的时间。

在肺癌治疗后，可应用PET/CT代谢高低帮助评估治疗效果。如果治疗效果不佳，肿瘤未被完全消灭，PET/CT往往有高代谢表现。如果治疗效果较好，可应用PET/CT帮助监测有无病变复发或出现新的转移。

总之，PET/CT检查在肺癌患者治疗前、治疗中和治疗后都能起到积极的作用。但由于这项检查费用相对较高，且目前尚未纳入医保，患者需要向临床医生详细咨询、综合考量、恰当应用，以便获得最佳治疗效果。

21. 做PET/CT的辐射剂量大吗？什么人不适合做PET/CT？

PET/CT检查是安全的，其辐射剂量很小。具体来说，其辐射剂量来自PET和CT两部分。PET显像药物的放射性每隔一段时间就会减少一半，即有物理半衰期（最常用的^{18}F，物理半衰期为110分钟），而且可以通过泌尿系统排泄。CT一般采用低剂量平扫CT。总体来讲，一次PET/CT检查的辐射剂量与一次诊断性胸部CT相当。随着技术的发展，PET显像药物的使用量会进一步减少，PET/CT辐射剂量也会进一步降低。

做PET/CT无绝对禁忌证，但孕妇、儿童等辐射敏感人群以及检查期间不能安静平卧者慎做PET/CT。另外，为保护孕妇和婴幼儿，建议做完PET/CT后24小时内，最好与其保持至少两米的距离。

22. 如何看待术前影像学对淋巴结转移判断的应用价值？

主要从以下三方面进行分析。

（1）影像学检查方法：随着技术的进步，越来越多的影像学检查新技术应用于临床，但是却有着不同的优缺点，没有哪一种检查技术能够满足所有的临床需要。所以要判断是否有淋巴结转移，首先要看选择的是什么检查。例如，胸片虽然可以发现一小部分纵隔、肺门淋巴结转移，但大部分的淋巴结转移不能在胸片上显示；再如腹部平片和消化道造影检查几乎不能发现任何淋巴结转移，这些影像学检查结果提示没有淋巴结转移，不一定真的没有。而超声、CT、MRI和PET/CT等断层影像学检查技术对淋巴结是否转移的判断比较准确。其中超声对浅表淋巴结（可触及的颈部、腋窝等淋巴结）诊断准确率较高，对深部（如腹腔、腹膜后）淋巴结诊断准确率较低，对胸部（纵隔及肺门）淋巴结无能为力。而CT平扫也会将一些部位肿大不太明显的转移淋巴结漏掉，如锁骨上区、肺门、肠系膜等。所以，增强CT、MRI和PET/CT无论对于浅表淋巴结还是深部淋巴结都能进行较好的显示和诊断评价。

（2）影像学检查部位、范围：不少患者拿着胸部CT片到医院会诊，在确定是肺癌后往往会问"肿瘤有没有扩散"，严谨的回答是"胸部CT检查范围内没有转移、扩散，而因为没有检查其他部位，无法判断有没有转移、扩散"。这个例子说明影像学检查只能针对检查范围内的情况做出判断，如胸部CT最多只能说明胸部有无淋巴结转移，而腹腔、颈部是否有淋巴结转移是无从判断的，同样的问题也出现在腹部CT、盆腔CT、肝MRI等检查上。当然患者也可以进行全身影像学检查（如PET/CT），就可以对全身所有的淋巴结是否有转移做出判断了。不过，绝大多数情况下肿瘤的淋巴结转移是按照由近及远的方式转移，如肺癌淋巴结转移的第一站是肺门，接下来是纵隔和锁骨上区，这三个位置都属于区域淋巴结，也是胸部CT诊断肺癌淋巴结分期（N分期）重点观察的位置。而腋窝淋巴结、腹腔淋巴结出现转移的则属于远处转移，分期较晚，预后较差。

（3）影像学检查诊断淋巴结转移的标准：淋巴结是否转移主要依靠超声、CT、MRI和PET-CT这些影像学方法进行检出和定性。而对于肺癌的区域淋巴结转移，胸部CT是最常使用的检查方法，一般来讲，将淋巴结短径≥1cm作为诊断转移的标准，密度不均、边界不清往往也是淋巴结转移的征象。但这个诊断标准会出现一定的错误率即误诊率，有时CT显示的直径＜1cm的淋巴结或更小的CT无法显示的淋巴结，在手术切除后病理就提示有转移。而CT显示直径＞1cm的淋巴结也有可能病理并无转移，而是炎性肿大。因此，单纯依靠径线判断淋巴结转移是存在局限性的。仅靠CT检查判断纵隔淋巴结转移是不充分的，结合PET/CT，将体现肿瘤代谢高低的PET标准化摄取值，结合CT形态学特征，可以提高淋巴结诊断的准确性。我国《原发性肺癌诊疗指南》（2022年版）也推荐有条件的患者使用PET/CT检查进行治疗前分期，因为PET/CT对淋巴结转移和胸腔外转移（脑转移除外）具有更好的诊断效能。但即使是使用PET/CT检查，也会有一部分术前影像学检查提示转移的淋巴结，而手术后病理证实并未转移。所以，在临床中还会采用一些有创检查进行淋巴结的诊断，如通过超声支气管镜对邻近支气管的肺门、纵隔淋巴结进行穿刺活检等。

综上所述，选择合理的影像学检出方法，对目标部位进行检查，应用规范的诊断指标可以对多数转移性淋巴结做出正确的判断。

23. 为什么医生要给我做脑磁共振、骨扫描检查？

肺癌的临床症状经常隐秘，即使通过影像检查发现了转移，患者也不见得都有相应症状，如果不查有可能会漏诊。脑及骨都是肺癌常见的转移部位，早期没有症状，但是一旦发现有脑、骨骼的转移就表明肺癌已进入晚期。晚期肺癌与早期发展趋势不同，其治疗方法也截然不同，正确的治疗策略对患者的生存产生极大的影响。脑增强MRI是肺癌术前的常规分期检查，早期使用脑MRI进行颅内转移的评估，能够优化治疗手段，从而延长生存、改善生活质量。骨扫描是判断肺癌骨转移的常规检查，当骨扫描提示可疑骨转移时，对可疑部位进行MRI、CT或PET/CT等检查验证，术前PET检查也可以替代骨扫描。只有进行全面检查才能正确进行临床分期，才不至于采取不恰当的治疗方法而贻误病情。所以患者一定要将有关检查完成之后再开始治疗。

（四）实验室诊断

24. 为什么要对肺癌患者进行血液生化检查？

对血液进行生化检查是医疗工作中最常见的检查项目，临床诊断中进行肝功能、肾功能等生化检查对于已经接受及即将接受治疗的肿瘤患者至关重要。多数药物都要经过肝、肾代谢，而转氨酶、尿素氮、血肌酐水平等常代表患者相应脏器功能。如果肝、肾功能异常，或因为其他疾病（如肝炎等）导致这些指标异常，可能就要降低某些药物剂量，甚至不考虑使用。药物代谢障碍会使药物的不良反应增加。另外，生化检查还能监测用药后肝、肾等脏器功能的损害程度，用以指导调整下次药物剂量。一般的生化检查报告单都会标出正常值范围供参考，在临床诊疗中，经常会出现轻度高于或低于正常值范围的情况，要及时咨询医生，不可轻信网络上的片面解读，以致耽误疾病的治疗。

25. 血液常规检查主要检测哪些成分？

　　血液常规检查是检验项目中最基础及最常用的检验项目，医生一般都会用血常规检查来了解患者的基础状况。血常规主要检测血液中的红细胞、白细胞、血小板等有形成分的数量及形态，血常规检查的具体项目见表1。

表1　血常规检查项目

项目名称（中文）	项目名称（英文缩写）
白细胞计数	WBC
中性粒细胞绝对值	NEUT
中性粒细胞百分比	NEUT%
淋巴细胞绝对值	LYMPH
淋巴细胞百分比	LYMPH%
单核细胞绝对值	MONO
单核细胞百分比	MONO%
嗜酸性粒细胞绝对值	EO
嗜酸性粒细胞百分比	EO%
嗜碱性粒细胞绝对值	BASO
嗜碱性粒细胞百分比	BASO%
红细胞计数	RBC
血红蛋白	HGB
红细胞比容	HCT
红细胞平均体积	MCV
红细胞平均血红蛋白浓度	MCHC
红细胞平均血红蛋白含量	MCH
红细胞体积分布宽度变异系数	RDW-CV
红细胞体积分布宽度标准差	RDW-SD

续　表

项目名称（中文）	项目名称（英文缩写）
血小板计数	PLT
血小板体积分布宽度	PDW
血小板平均体积	MPV
大型血小板百分比	P-LCR
血小板压积	PCT

26. 血小板有什么临床意义？

检验报告中与血小板相关的检验项目包括血小板计数、血小板体积分布宽度、血小板平均体积、大型血小板百分比。

肿瘤患者中有30%～40%的人群在病程的不同时期出现血小板增多或减少，尤以慢性粒细胞白血病、恶性淋巴瘤多见，脾切除术、急慢性出血、手术后、骨髓抑制[1]恢复期等也是血小板增多的原因。血小板减少多见于放化疗后骨髓功能抑制、肿瘤侵犯骨髓及弥散性血管内凝血等。当血小板计数＜$100×10^9$/L可定义为血小板减少，而当血小板计数＜$30×10^9$/L则视为重度血小板减少，需高度警惕出血风险的升高，并及时积极治疗。血小板体积分布宽度、血小板平均体积、大型血小板百分比主要用于表现血小板的形态，对判断骨髓造血功能有一定的临床意义。

1　骨髓抑制：是指骨髓中的血细胞前体的活性下降，导致外周血细胞数量减少，是化疗药物的常见不良反应。实验室检查表现为白细胞减少、血红蛋白降低、血小板减少。

27. 什么是晨尿？ 为什么一般要求留取晨尿进行检测？

医生在开具尿常规检查时一般都会交代患者最好留取晨尿送检，那什么是晨尿呢？晨尿就是清晨起床后第一次排尿时收集的尿液标本。这种尿液标本较为浓缩，尿液中的血细胞、上皮细胞、病理细胞、管型等有形成分的浓度较高，形态也较为完整，有利于尿液形态学和化学成分分析。

28. 什么是中段尿？ 留取合格的尿常规分析标本有哪些注意事项？

一般留取尿常规分析标本时经常被要求留取中段尿进行送检，那什么是中段尿呢？中段尿顾名思义就是排尿过程中间段排出的尿，即不留先排出的尿，也不留最后排出的尿，只留取中间段的尿液。这种标本有什么好处呢？它可以避免男性精液和女性外阴部的一些分泌物混入尿液标本，对检查结果造成影响。

留取合格的标本对于得到正确的化验结果至关重要。尤其是尿常规分析标本通常由患者自己留取并送检，患者更应该遵从医嘱留取标本。留取合格的尿常规分析标本有以下注意事项：①留取尿常规分析标本前到医院指定地点领取清洁的一次性标本容器。②女性患者应避开月经期，在外阴清洁的情况下留取中段晨尿送检。③男性患者应避免精液、前列腺液等对标本的污染。④留取标本后要立即送检。如送检不及时会使尿液中细菌增殖、酸碱度改变，细胞等有形成分破裂，造成检测结果不准确。

29. 粪便常规检查中有哪些项目，有什么临床意义？

一般包括粪便外观、白细胞、红细胞、寄生虫等。粪便外观主要是观察粪便的颜色和性状，有助于医生初步判断疾病类型；白细胞增多主要见于肠道炎症；红细胞增多主要见于消化道出血、痔疮或肿瘤等；寄生虫主要见于寄生虫感染。

30. 如何留取合格的粪便常规检查标本？

粪便标本也是由患者自己留取送检，同样留取合格的标本对于得到正确的化验结果也至关重要，患者更应该遵从医嘱留取标本。留取合格的粪便常规标本有以下注意事项：①留取粪便常规检查标本前到医院指定地点领取清洁的一次性防渗漏标本容器。②应留取异常成分的粪便，如含有黏液、脓血等病变成分的标本送检；外观如无异常，需从表面、深处及粪便多处取材送检。送检标本以蚕豆大小为宜。③灌肠标本或服油类泻剂的粪便标本不宜送检。④应避免混有尿液、消毒剂及污水等杂物。⑤留取后应立即送检。放置时间过久，可能会导致细胞破裂，阿米巴等一些寄生虫的死亡，难以检出异常成分，从而影响检测结果的准确性。

31. 痰标本如何留取？

痰标本采集以晨痰为佳，在采集标本前应用清水漱口或者牙刷清洁口腔，有假牙的应取下。另外，建议在使用抗菌药物之前采集标本。采集痰液时，应用力咳出呼吸道深部的痰，将痰液直接吐入无菌、清洁干燥的容器中，标本量应≥1ml。对于咳痰困难的患者，可雾化吸入45℃ 100g/L氯化钠溶液，使痰液易于咳出。

32. 做支气管镜检查为什么要先进行病毒及凝血检测？

对于计划做支气管镜检查的患者，医生要求先进行病毒及凝血检测，并且要在检验结果回报之后方可进行支气管镜检查。因为支气管镜是一种侵入性的诊断、治疗方法。在此过程中不可避免地会出现黏膜损伤，而多种病毒，如艾滋病病毒、乙肝病毒、丙肝病毒，可以通过损伤的黏膜进行传播。因此，做支气管镜前应预先进行血液病毒的检测，对病毒学检测阳性的患者使用专门的支气管镜检查，并进行严格消毒，从而有效防止病毒的医源性传播。

在支气管镜检查过程中，有时需要钳取组织活检，对于凝血功能[1]障碍的患者，这一操作会导致出血不止，因此，预先进行凝血功能检测有助于筛选支气管镜检查的适用人群。

33. 什么是肿瘤标志物？

肿瘤标志物指在恶性肿瘤发生和增殖过程中，由于肿瘤细胞的基因不同表达（高或低表达）而合成、分泌并脱落到体液或组织中的物质，或是由机体对肿瘤反应而异常产生并进入体液或组织中的物质。正常人体内这些物质有的不存在，只存在于胚胎中，或在正常人

---

1 凝血功能：人的血液有自动凝固的功能，如正常情况下人受到外伤导致出血时，血液会自动凝固而止血。而某些血液病患者，血液中的促进血液凝固的因子发生异常，可出现出血不能自止的情况。

体内含量很低，而当身体内发生肿瘤时其含量逐渐增加超过正常人的水平。总之，能够反映肿瘤存在和生长的这一类物质被称为肿瘤标志物。

34. 肿瘤标志物有哪些?

到目前为止人类发现的与肿瘤相关的标志物有上百种，但是能够常规应用到临床实验室检测的项目只有几十种，表2是临床常规检测的部分肿瘤标志物。

表2　临床常用的肿瘤标志物检测项目及其临床意义

肿瘤标志物	英文缩略语	参考范围	临床意义
甲胎蛋白	AFP	0～7ng/ml	诊断原发性肝细胞癌和生殖细胞癌的标志物。常见AFP水平增高的疾病有肝癌、睾丸癌、卵巢癌等，转移性肿瘤也会增高，良性疾病如肝硬化、急慢性肝炎、先天胆道闭锁等也可增高
糖类抗原125	CA125	0～35U/ml	用于卵巢肿瘤的辅助诊断及肿瘤复发的监测。其他恶性肿瘤，如乳腺癌、胰腺癌、肝癌、胃癌、肺癌等也可见增高，子宫内膜异位症、盆腔炎等也可见增高
糖类抗原15-3	CA15-3	0～25U/ml	乳腺癌辅助诊断及复发监测的指标。肺癌、卵巢癌患者也可见不同程度的升高
糖类抗原19-9	CA19-9	0～37U/ml	结肠癌、胰腺癌的辅助诊断指标，肝胆系统癌、胃癌、食管癌、乳腺癌、淋巴瘤、卵巢癌等也会出现不同程度升高。胰腺炎时也会增高
糖类抗原72-4	CA72-4	0～9.8U/ml	消化、生殖、呼吸系统等腺癌的主要辅助诊断指标。常用于检测胃、肠道及卵巢上皮的恶性肿瘤
糖类抗原242	CA242	0～20U/ml	结肠癌、胰腺癌的辅助诊断指标
癌胚抗原	CEA	0～5ng/ml	结肠癌、胰腺癌、胃癌、肺癌、肝癌、乳腺癌可见增高，一些非肿瘤疾病也可增高

肿瘤标志物	英文缩略语	参考范围	临床意义
细胞角质素片段19	Cyfra21-1	0～3.3ng/ml	提示非小细胞肿瘤的相关指标
铁蛋白	FER	男：30～400ng/ml 女：13～150ng/ml	常用于肝癌患者AFP测定值低时的补充检测项目，其他肿瘤（肺、胰腺、胆道、大肠等）患者铁蛋白也可相应增高
总前列腺特异性抗原	T-PSA	0～4ng/ml	前列腺癌、前列腺增生、前列腺炎患者血清T-PSA都可升高
游离前列腺特异性抗原	F-PSA	0～0.93ng/ml	辅助T-PSA诊断及鉴别诊断前列腺癌
神经元特异性烯醇化酶	NSE	0～18ng/ml	小细胞肺癌的特异性诊断标志物。对于神经内分泌系统肿瘤、神经细胞瘤、黑色素瘤、甲状腺髓样瘤也有重要诊断价值
鳞状上皮细胞癌抗原	SCC	0～1.5ng/ml	鳞状细胞癌的诊断指标。宫颈鳞状细胞癌、肺鳞癌、食管癌、膀胱癌患者血清中都可见升高
组织多肽特异性抗原	TPS	0～110U/L	多数上皮细胞肿瘤呈阳性，非上皮组织来源的肿瘤呈阴性

35. 肺癌常见的肿瘤标志物有哪些？

（1）神经元特异性烯醇化酶（neuron specific enolase，NSE）：小细胞肺癌患者血清NSE明显增高，其诊断敏感性高达80%。血清NSE水平与小细胞肺癌的临床分期相关，因此，血清NSE检测对小细胞肺癌的监测病情、疗效评价及预测复发具有重要的临床价值，也作为鉴别小细胞肺癌和非小细胞肺癌的指标。

（2）鳞状上皮细胞癌抗原（squameus cell carcinorna antigen，SCC）：是最早用于诊断鳞状细胞癌的标志物，在肿瘤细胞中参与肿瘤的生长，被认为是特异性较高的鳞状细胞癌标志物。SCC很快被代谢到体外，术后1～2天便可降至正常值。许多鳞状细胞癌复发时都可见到抗原水平的"反跳"，故可用作鳞状细胞癌复发监测。

（3）癌胚抗原（carcinoembryenic antigen，CEA）：是正常胚胎组织所产生的成分，出生后逐渐消失，或仅存极微量水平。当细胞癌变时，此类抗原表达可明显增多。CEA是一个广谱性肿瘤标志物，它能反映多种肿瘤的存在，对大肠癌、乳腺癌和肺癌的疗效判断、病情发展、监测和预后评估是一个较好的肿瘤标志物，但其特异性、敏感性不高。

（4）细胞角蛋白19的可溶性片段（Cyfra21-1）：在恶性肺癌组织中，细胞角蛋白片段21-1含量丰富，肺鳞癌中尤其高，诊断敏感性高达60%。细胞角蛋白片段21-1的血清高浓度水平提示疾病处于进展期或预后不良。

单独检测一种肿瘤标志物特异性不高，敏感性也不够理想，因此，临床上常采用多种肿瘤标志物联合检测，以提高诊断的阳性率。

36. 小细胞肺癌患者应检查哪种肿瘤标志物？

胃泌素释放肽前体（pro-gastrin-releasing peptide，ProGRP）以及神经元特异性烯醇化酶（NSE）是小细胞肺癌特异性的肿瘤标志物，对小细胞肺癌诊断的敏感性可达60%～81%，特异性可达90%。因此，小细胞肺癌患者推荐检测NSE和ProGRP两种肿瘤标志物。

37. 神经元特异性烯醇化酶（NSE）水平偏高的患者就一定是小细胞肺癌吗？

NSE是小细胞肺癌特异性较高的肿瘤标志物，但NSE偏高并不一定表示患有小细胞肺癌。

（1）有些良性疾病血清NSE升高。研究认为，约56%的良性肝病患者，4%～11%的良性肺病，如肺结核、阻塞性肺气肿，脑部及神经系统疾病，如脑缺血、弥漫性脑炎、多发性神经炎的患者，血清NSE浓度均可升高，但多数升高幅度较低，疾病治愈后基本可恢复正常。

（2）约5%的正常人血清NSE可高于诊断界值。

（3）NSE在正常红细胞的浓度显著高于血清，因此，标本溶血时红细胞破裂，从而释放NSE可使血清NSE浓度假性升高。

38. 鳞状上皮细胞癌抗原（SCC）水平偏高就等于患肺癌了吗？

SCC本质是一种糖蛋白，从宫颈鳞状细胞癌中分离的抗原成分，常作为宫颈癌、肺鳞癌等患者的疗效监测标志物。血清SCC的阳性率在肺鳞状细胞癌中最高，为39%～78%，其他病理类型的肺癌中SCC的阳性率较低。少数良性疾病，如肺部感染、良性妇科疾病、肾衰竭等也可出现血清SCC浓度升高，因此SCC升高，不一定得了肺癌。

39. 血清肿瘤标志物中癌胚抗原高于参考范围，但为什么影像学未发现病灶？

CEA 是一种胚胎期抗原，正常人血清中含量极低，多种肿瘤组织可产生 CEA。

（1）CEA 有假阳性的可能。目前通用的 CEA 水平参考范围为 0～5mg/L，取自正常人的 95% 检测限，即 95% 的正常人血清 CEA 浓度低于 5mg/L。因此，理论上 5% 的正常人血清 CEA 浓度高于 5mg/L。此外，吸烟也是影响 CEA 水平的关键因素，有研究者发现吸烟者血清 CEA 浓度较不吸烟者高。

（2）研究显示，部分患者尤其是治疗后肿瘤复发的患者，血清 CEA 异常升高出现的较早，在疾病早期即可出现，此时并不伴有影像学结果异常。

综上所述，CEA 高于参考范围，但影像学未发现病灶是临床上可能出现的，需要考虑个体化差异，综合评估病情。

40. 多种肿瘤标志物联合检测有什么优势？

在肺癌患者的诊治过程中，相对于多个肿瘤标志物的联合检测，检测单一指标无疑是既简单又经济的，然而到目前为止，人们尚未发现一种令人满意的单一肿瘤标志物能够独立用于肺癌的临床诊断、满足肿瘤诊治中各方面的要求。其原因主要有以下两方面。

（1）肿瘤的高度异质性：肿瘤是环境与宿主因素长期相互作用的结果，从细胞发生癌变到肿瘤的快速生长、浸润、转移是一个多因素、多阶段、多基因变异累积的复杂病变过程。在此过程中，基因水平的改变远比从解剖学、病理学水平看到的变化更为复杂。因此，单一的血清学肿瘤标志物难以准确地反映肿瘤全貌。

（2）肿瘤标志物自身的局限性：大多数肿瘤标志物并不是肿瘤特有的，在健康人群中也可检测到。肿瘤标志物在正常人群和肿瘤患者中的血清浓度并没有想象中的界限清晰，因此难以可靠地诊断肿瘤。而标志物在两组人群中分布的交叉部分，即是假阳性和假阴性[1]产生的原因。增加检测项目，建立联合检测模型，尽可能缩小综合指标分布在两组人群间的交叉比例，两组人群的差异就会变得更加显著，从而有利于提高检测的敏感性和特异性。

因此，对拟诊肺癌的患者进行血清CEA、CA125、SCC、NSE、Cyfra21-1等水平的联合检测，有希望在一定程度上克服肿瘤的异质性，提高检出率。

41. 有远处转移时，为什么肿瘤标志物检测未见异常？

由于肿瘤存在异质性，即使相同病理类型、相同分期的患者，其血清肿瘤标志物的浓度也存在很大差异。理论上肿瘤分期越晚，肿瘤标志物的阳性率越高，但并不是所有的晚期肺癌患者肿瘤标志物均为阳性。肿瘤转移是一个涉及肿瘤微环境、免疫逃逸等多因素参与的复杂过程，其发生机制仍在不断探索中。单一的肿瘤标志物检测很难敏感地反映肿瘤转移的过程，因此，即使肺癌已经存在远处转移，肿瘤标志物也可能在正常范围。

目前肿瘤标志物检测并不能完全满足临床需要，仍存在一定的假

---

1 假阴性：某项检查的结果实际上应该是阳性的，但由于操作、仪器、个人身体特性等原因导致结果呈阴性。

阳性与假阴性，少数患者可能肿瘤标志物一直处于正常值范围，与实际病程发展并不一致。

42. 不同医院检测的肿瘤标志物检验结果有可比性吗？

在不同医院检测的肿瘤标志物检验结果不一定具有可比性，主要有以下四方面原因。

（1）不同的检测方法会导致检验结果存在差异：临床上常用的检测方法有电化学发光、化学发光、放射免疫、酶联免疫吸附试验等，各医院应用的检测方法存在差异。

（2）同一种检测方法所应用不同品牌的试剂也会导致检验结果的差异：不同品牌的试剂，其生产工艺、抗原抗体反应体系和检测线性范围均存在较大的差异。

（3）检测体系不同也会导致检验结果存在差异：即使是试剂厂家和检测方法相同，但采用不同型号的检测设备，其检测结果也会存在细微差异。

（4）采用的试剂批号不同也会导致检验结果存在差异：即使是试剂厂家、检测方法和检测体系完全相同，但采用的试剂批号不同，其检验结果也会存在一定的差异。

所以，很难保证不同医院的肿瘤标志物检验结果在数值上有可比性。尽管不同试剂厂家、不同检测方法和不同检测体系所得到的具体的检验结果可能不同，但在判断检测结果阴、阳性方面却具有较高的一致性。

目前，国家卫生健康委临床检验中心和各省/市临床检验中心已经对常见肿瘤标志物检验项目，如CEA、CA125和AFP等开展室间质量评价工作，以确保同一检测方法、同一试剂厂家、同一检测体系的不同医院检验结果具有较高的可比性。

为了保证检验结果的可比性，满足肿瘤患者对病情监测的需要，建议：最好选择在同一家医院连续进行肿瘤标志物的检测；如果不能在同一家医院检测，尽可能选择相同的检测方法或采用同一厂家的检测系统进行检测；尽量选择较高等级的医院或信誉好的商业化临床检验中心，这些单位一般都能按照规定参加国家卫生健康委临床检验中心和省/市临床检验中心组织的室间质量评价，并在实验室内部开展室内质量控制，能够保证检验结果的准确性。

总之，将不同医院的肿瘤标志物检验结果进行比较时，应注意其采用的检测方法、试剂生产厂家以及检测体系等是否相同，这样的比较才有意义。

（五）诊断需要考虑的问题

43. 什么是有创检查和无创检查？各有什么利弊？

有创检查是指各种活检和穿刺检查，主要包括气管镜检查、超声内镜穿刺活检、CT或B超引导穿刺活检、胸腔穿刺胸腔积液细胞学检查、转移结节的穿刺活检或手术活检、纵隔镜纵隔淋巴结活检手术等。无创检查主要指各种影像学检查、核医学检查、血液化验以及痰液查找癌细胞检查，如胸或胸腹部CT检查、超声检查、脑磁共振检查、骨同位素扫描和全身PET-CT，以及血液肿瘤标志物、肝肾功能、血常规检测等。

有创检查和无创检查的目的不完全相同。无创检查主要是提示肿瘤的位置和形态、了解是否有转移，如通过血液检测可以客观地了解身体的功能状况。优点是简便易行，几乎没有创伤，不需要麻醉；但无创检查也有缺点，如痰液查找癌细胞，除少部分患者痰中可以找到癌细胞外，无创检查通常很难直接找到肿瘤细胞。无创检查并不能确诊肺癌，包括全身 PET-CT 检查，最高也只有 80% 的准确率，也就是说有 20% 以上的患者通过无创检查诊断的肺癌并不准确。而这些恰恰就是有创检查需要解决的问题，其目的在于努力取得活检和找到癌细胞。有创检查的缺点在于患者有一定的痛苦，需要承担一定风险，通常需要局部或全身麻醉。然而，上述有创检查都已开展多年，技术已经相当成熟，较为安全，只要按照规范操作，几乎没有大的意外情况发生。

44. 什么是经支气管镜超声引导针吸活检术？

经支气管镜超声引导针吸活检术（transbronchial needle aspiration，EBUS-TBNA），是一项有创性检查，可以显示气道外纵隔内血管、淋巴结、占位性病变的关系，更重要的是可以在实时监测下、直达病灶进行经气管支气管针吸活检，避免对周围大血管、心脏结构的损伤，提高了安全性和准确性。与纵隔镜手术活检相比，EBUS-TBNA微创、安全，操作更简便，降低了医疗费用和缩短康复时间。主要用于明确诊断可疑的肺门肿块是否为肿瘤或可疑的淋巴结是否有肿瘤转移。

45. 哪些患者需要进行纵隔镜检查？

纵隔镜检查也被称为纵隔镜活检手术，可用于特定部位的纵隔淋巴结活检取样，需要全身麻醉。由于纵隔镜可以活检的部位较EBUS-TBNA要少，而且创伤、风险比较大、费用高，所以目前更多地使用EBUS-TBNA。但纵隔镜活检的取材比较大，可以用于进一步的分析、病理分型，如考虑淋巴瘤的活检因为需要进一步分型，仍需进行纵隔镜活检手术。

46. 气管镜检查前后患者应该注意什么？

在做气管镜检查前首先要进行血化验，包括传染病指标检查、凝血功能检测、血常规检测；其次，在做气管镜前一般要求有胸部的CT影像片，以便于在检查时提示病灶的位置。若在服用阿司匹林、氯吡格雷等抗血小板药物，需在检查前停药7天；若在服用抗凝药物，要在检查前停药24小时。保持良好的心态，避免情绪过度紧张焦虑，身体要放松；如果有高血压、糖尿病等，要将血压及血糖维持在平稳的状态。做气管镜前要求患者禁食、禁水4～8小时，以避免在检查时胃里的食物呛入气管内；气管镜检查前，医生会给利多卡因类麻醉的药物以减少检查时的不适；患者要配合医生，检查时要精神放松，多做深呼吸；做气管镜检查后，一般要过2～3小时再进食（因为在检查时咽喉部已经麻醉了，要待到麻药劲过后再进食，否则非常容易将食物呛到气管里）；在做气管镜后要注意是否有咯血。如果有少量血痰属于正常情况，如果有整口的鲜血，尤其有连续的鲜血，就要警惕，出现上述情况建议及时就诊，密切观察。部分患者会出现短期内低热，可以先暂时观察，监测体温。如果48小时之后体温还没有恢复正常，有可能合并感染，需要及时就诊。

47. 检查过程是否会耽误病情？

肺癌在绝大多数情况下，相对来说发展比较缓慢，在发现的时候，其实肿瘤已经存在了几个月、一年甚至两年，或者更长的时间。诊断需要时间完成病理及分期等检查，以利于做出针对肿瘤以及对患者脏器功能的评估，这些结束之后才能开始治疗。没有明确疾病诊断之前盲目治疗对患者是有害的，反而可能出现误诊、误治。有些小细胞肺癌患者病情发展非常迅速，可能压迫一些重要器官，因生长快导致症状恶化，这些需要医生进行预判，尽量优化整个诊断过程，及早开始治疗。肿瘤治疗应该个体化，每个人的治疗都不完全相同，这需要正确的诊断作为前提。所以，必须合理地安排检查，检查过程需要时间。如果还没诊断就开始所谓的治疗，很有可能发生决策上的错误。

三、治疗篇

48. 什么是肿瘤的综合治疗？

根据肿瘤的发生部位、病理类型、侵犯范围、发展趋势以及患者的身体状况，合理有计划地综合运用现有的治疗手段，包括手术、放疗、化疗、分子靶向治疗、免疫治疗等，最大程度地提高患者的治愈率、延长患者生存期，改善生活质量。

肿瘤的综合治疗不是不同治疗方法的简单叠加，而是指根据肿瘤的位置、自身性质、严重程度以及患者自身的身体状况，制订有计划、针对性的治疗方案，包括治疗方式的选择、治疗时机的安排和治疗周期的把握，使患者得到更高的治愈率、更长的生存率和更好的生活质量，这是一个有计划、有步骤的个体化治疗的系统工程，是一个整体管理过程。综合治疗的核心就是要因地制宜、量体裁衣，在最合适的时间为患者选择最恰当的治疗。

49. 肺癌患者的治疗为什么要个体化？

肺癌的治疗原则上采取综合治疗，包括手术、化疗、放疗、靶向治疗、免疫治疗及中医中药治疗等。然而临床治疗不是上述手段的简单叠加，而是要根据每位患者的肺癌分期、分子分型、转移灶的位置及数量、病理生理状况等信息，采取不同的治疗策略以达到为每位患者量体裁衣，设计出其特有的、个性化的、疗效最好的、毒副作用最低的治疗方案，最大程度地提高患者的生活质量及延长生存期，这就是肺癌的个体化治疗。例如，对身体状况不佳的老年人，通常采用单药化疗，而对非老年人则通常采用两个药物联合治疗；对腺癌患者，可以用培美曲塞治疗，而鳞状细胞癌因其疗效欠佳则不建议使用；有些患者具有某些基因突变可以采用分子靶向治疗，而没有突变的患者需要考虑化疗及免疫治疗等其他治疗手段。

50. 如何根据临床分期为非小细胞肺癌患者提供最佳治疗策略？

根据肺癌不同的临床分期一般治疗原则如下。

Ⅰ、Ⅱ期患者应该首选手术治疗，手术后根据病理结果决定是否要进行手术后的辅助化疗。一般ⅠA期患者手术后，只要没有发现切缘不干净（有癌细胞），手术后不做其他治疗，只需要定期复查即可。但对一些具有高危风险因素的ⅠB期患者要做术后辅助化疗，这些危险因素包括低分化癌（包括神经内分泌瘤）、脉管（血管或淋巴管）受侵、楔形切除术、脏层胸膜受累及淋巴结转移情况不明。对于因各种原因不能手术的患者，如老年人或合并严重并发疾病的患者，放疗是一个合理的选择。Ⅱ期患者术后建议进行化疗，如果切缘上发现癌细胞，除了进行化疗，还要加上放疗。Ⅱ期驱动基因阴性的患者，如PD-L1表达阳性（≥1%），可在铂类为基础的化疗后，接受PD-L1抑制剂阿替利珠单抗辅助免疫治疗。ⅠB期和Ⅱ、ⅢA期 *EGFR* 基因突变的患者，还可行辅助靶向治疗。

Ⅲ期患者是差异性较大的人群，即有别于Ⅰ、Ⅱ期的早期患者，又不同于Ⅳ期的晚期患者，有局部复发和远处转移的趋势。总体来讲，这部分患者大致分为可手术、不可手术及具有手术可能性的三类。对于可手术患者采用综合治疗的原则（包括手术、化疗、放疗、靶向治疗、免疫治疗），而对不可手术的患者则以化疗和放疗为主的综合治疗模式，结束放化疗后，还可使用PD-L1抑制剂进行免疫巩固治疗。而对于可能手术的患者一般要接受术前化疗，或化疗联合免疫治疗，观察肿块是否缩小，缩小后肿瘤是否远离重要结构。如果术前治疗后达到手术标准就可以手术，如果达不到标准则只能接受化疗和放疗为主的综合治疗模式。

Ⅳ期患者以全身治疗为主，但有部分特殊的患者仍有手术的机会：如单个的脑转移，或一侧肾上腺转移（人有左、右两个肾上腺），有少部分患者还可以进行肺内病灶的手术和脑或肾上腺转移病灶切除，然后进行辅助治疗。

患者及家属需注意：合理的治疗路径比某种治疗技术更加重要（这是"道"）。以追求某项技术（这是"术"），或以抢时间为目的的治疗即使花费再多、治疗开始得再早，也只能是"光拉车，不看路"。只有站得高，才会看得远，应该理解并尊重医生在综合考虑后才做出的治疗计划。

51. 肺癌是否可被根治？

肺癌的"根治"一般是指临床治愈，若患者接受积极治疗后，5年内没有出现复发转移，随后的日子中复发转移的概率将大大降低，可以称为临床治愈。总体来讲，部分早期和局部晚期患者有治愈的机会，晚期肺癌很难达到临床治愈，总是在治疗后的不长时间出现复发或转移。这种情况下的治疗目的是延长生存时间、提高生活质量。在复发/转移后采取积极的治疗模式进行干预，减少肿瘤负荷，力求通过对肿瘤的不断压制来延长生存、改善生活。虽然目前根治还比较难，但是科学家们正在夜以继日地工作，为的是早日攻克癌症。

52. 中晚期肺癌患者是否该放弃治疗？

由于肺癌不容易早期发现，大约75%的肺癌在诊断时已经到了中晚期。随着放疗技术的发展和众多新药的研发，中晚期患者的生存时间较以前有所提高。与20年前、10年前甚至最近5年相比，新药、其他新的治疗手段较大幅度提高了治疗效果。以前，晚期患者化疗可能有半年到1年生存时间，如今有了靶向药、免疫药等，有了高级的放疗设备，很多晚期患者也可以长期生存，甚至带瘤生存，将肺癌当作同糖尿病和高血压一样的慢性疾病来治疗和管理，所以，即便是确诊肺癌晚期，也不要轻易放弃治疗。越到后期，恶性肿瘤治疗就越困难，因此不应该一开始就放弃治疗。治疗就是抓住生存的机会，放弃就会丢掉自己生存的希望。应该积极对待，珍惜每一次机会，"办法总比困难多"。即便是中晚期肺癌，也不要灰心，医学在不断发展，越来越多的新药在不断涌现，患者会有更多的生存机会。

53. 初次就诊应该提供哪些资料？

患者在就诊前最好做一些准备工作，提前梳理好病情（如发病的过程、既往治疗的经过及用药方案、既往治疗的疗效等）以及需要问医生的问题，这样既可以节省时间，又可以避免因临时考虑而疏漏某些重要的细节。此外，如果患者已在其他医院检查或治疗，应将已有的检查结果和病历资料带全（包括所有影像片子、影像报告、病理报告、基因检测结果、其他医院病历等），以便医生的进一步诊断和治疗。

54. 就诊科室如何选择？

综合性医院多按照疾病系统和部位分类，专科医院多按照治疗方法和部位分类。患者可根据所患疾病的部位和归属系统选择就诊科室。但对同一部位或系统同时存在内外科不同治疗科室的问题。以肿瘤患者为例，未手术治疗的初诊患者，根据病变部位选择外科就诊，手术后的患者或不能手术治疗的患者可选择放疗或化疗科室就诊。如果是其他部位肿瘤转移至肺，应该按照原发肿瘤部位科室就诊。患者在就诊前可以通过电话或网络查询各医院门诊科室设置，选择正确的就诊科室，避免挂错号。

55. 按期复诊的重要性是什么？

无论是早期肺癌患者术后，局部晚期肺癌患者放化疗后，还是晚期肺癌患者药物治疗后都要按照医生的建议进行复诊，以期更好地监测肿瘤的复发情况，使患者得到及时的治疗。以肺癌患者术后为例，术后前两年每3～6个月复查胸部CT、腹部超声或CT，术后2～5年每6个月至1年复查胸部CT、腹部超声或CT，目前指南推荐脑MRI、骨扫描可以不作为常规检测，出现相应症状时再检测。

（一）外 科 治 疗

56. 什么是根治性手术？什么是姑息性手术？

根治性手术指以力求达到根除疾病为目的外科手术，属于局部治疗，对不同恶性肿瘤实施根治性手术的切除范围都有具体规定，是恶性肿瘤外科治疗的标准术式之一。绝大多数早期恶性肿瘤患者通过根治性手术可以达到根治的目的。

但需注意的是，根治性手术并非都能达到根除肿瘤的目的。此外，某些早期肿瘤并不需要切除如此大的范围也能达到"根治"的效果，并能保留器官的功能。因此，患者及家属应该听取医生的建议，考虑是否进行根治性手术或保留器官功能的手术。

姑息性手术指以减轻患者痛苦、提高生活质量、延长生存期、减轻体内肿瘤负荷为目的，切除原发病灶或转移性病灶的手术。姑息性手术虽然不能达到根治效果，但在某些情况下仍可使患者受益。

57. 什么是择期手术、限期手术和急诊手术？

外科手术根据疾病的危急程度分为择期手术、限期手术和急诊手术。

（1）择期手术指可以选择适当的时机实施的手术，能把握手术时机而不致影响治疗效果，容许术前充分准备或观察，再选择最有利的时机施行手术。如对良性病变进行的手术、整形类手术等。

（2）限期手术指需要在一定限期内实施的手术，即手术前有一定的准备时间，但手术时间不宜延迟过久，否则会影响其治疗效果，或失去治疗的有利时机的一类手术。如各种恶性肿瘤的根治性手术。

（3）急诊手术指必须在最短的时间内进行的紧急手术，否则会危及患者的生命，如肝、脾破裂导致出血的手术。

58. 肺癌的手术方法有哪几种？

肺癌的手术有多种分类方式，从手术切除干净程度角度可以分为：将肿瘤连同淋巴结完全切除的根治性切除术、肿瘤有残留的姑息性切除术和主要以诊断为目的的活检手术。一般所说的肺癌切除术主要指根治性切除术。从切除肺的范围可以分为：楔形切除术、肺叶切除术、复合肺叶切除术、全肺切除术以及气管、支气管和/或肺血管成形手术等。从切口和创伤的大小可以分为：常规开胸手术、小切口开胸手术、胸腔镜微创手术以及机器人辅助手术。

59. 什么是肺癌的根治性切除术？

根治性切除术通俗地讲就是将肿瘤完全切除干净，这也是肺癌切除手术争取达到的目标。在传统观念上，手术切除范围方面有以下三个要求：①要切除包括肿瘤的一个或以上的肺叶。②所有手术切除的断端（切缘）必须没有肿瘤。③要进行系统的淋巴结清扫。只有这样的手术才称为根治性切除术。但随着早期肺癌甚至低度恶性肿瘤诊断比率不断上升，针对此类肺癌的根治性切除标准也在不断调整，以便在保证手术效果的前提下，尽量改善患者术后的生活质量。

60. 什么是肺癌的姑息性切除术？

姑息性手术是相对于根治切除手术而命名，通俗地讲就是没有达到肿瘤完全切除（未完整切除，有残留）。姑息性切除是因各种客观条件限制所进行的手术，在某些特殊情况下，也可能为降低肿瘤负荷、改善患者症状而实施计划内的姑息性切除术。

61. 肺癌能实施胸腔镜手术吗？胸腔镜手术有哪些好处？

胸腔镜手术全称为电视胸腔镜手术，通过在胸壁上打1～3个孔放入摄像头和各种手术器械，把胸腔内的情况投影到电视屏幕上，医生看着屏幕做手术。医生在胸腔镜下操作可以做标准的肺癌根治术。在胸腔镜手术开展初期，医生需要筛选适合的患者（通常是相对早期的肺癌患者）实施胸腔镜手术。随着胸腔镜外科技术快速发展，许多比较复杂的手术也能通过胸腔镜完成，这与手术医生的经验积累和手术技术进步直接相关。需要强调的是，胸腔镜手术只是医生完成手术操作的途径之一，在胸腔镜下操作困难或出现术中风险时，需要及时更改为常规开胸手术，切不可为了盲目追求切口小而违背安全性原则。

胸腔镜手术的好处：切口比传统开胸手术小，术后疼痛明显减轻；术后恢复更快；并发症率明显下降；住院时间更短；由于胸壁的肌肉得到充分保护，所以患者术后肺功能及体质恢复更顺利，更容易耐受术后辅助治疗。

62. 哪些肺癌患者不能手术？

主要有三类肺癌患者不能手术：①手术切除原则上只适合早、中期肺癌和某些特定的病期偏晚的肺癌患者。而绝大部分晚期肺癌除活检手术外，并不适合做切除手术。②小细胞肺癌（肺癌的一种特殊类型）由于非常容易发生转移，并且对化疗和放疗较为敏感，除少数早期病变外，一般不主张手术切除。③患者的身体条件不能承受手术创伤，包括患有某些影响手术安全性的基础疾病。

63. 月经期患者能接受手术吗？

除非是急诊手术，对月经期患者不宜实施择期或限期手术。因为月经期患者脱落的子宫内膜含有较多纤溶酶原激活物[1]，导致血液中纤维蛋白溶解系统[2]活动增强，容易引起出血量增多，增加了手术危险性。此外，月经期患者抵抗力降低，手术会增加感染的风险，多数患者术后活动受限，并需要留置导尿管，月经期也增加了护理的难度。

1　纤溶酶原激活物：是由血管内皮细胞合成、分泌、不断释放入血液的一种单链糖蛋白，是凝血系统重要的监测指标。人体血液中组织纤溶酶原激活物正常值为 0.3～0.5U/ml（发色底物法）。纤溶酶原激活物降低提示纤溶活性降低，见于血栓前状态和血栓性疾病，如动脉血栓形成、深部静脉血栓形成、缺血性卒中等。纤溶酶原激活物升高提示纤溶活性亢进，见于原发性和继发性纤溶亢进，如弥散性血管内凝血、急性早幼粒细胞白血病、肝病、冠心病、高脂血症、应激反应等。
2　纤维蛋白溶解系统：血液凝固过程中形成的纤维蛋白被分解液化的过程称纤维蛋白溶解。纤维蛋白溶解的激活物（纤溶酶原和纤维蛋白溶解酶即纤溶酶）和抑制物以及纤溶的一系列酶促反应，总称为纤溶系统。

64. 手术前为什么要做全面检查?

外科手术是一项有创伤性诊疗操作,并伴有不同程度的风险。因此,手术前进行全面检查以了解患者身体状况、疾病情况、手术耐受能力,并评估可能出现的风险十分重要。手术前检查一般包括常规检查和专科检查两方面。常规检查主要包括:血常规、血型、尿常规、便常规、肝肾功能、电解质、生化、血糖、凝血功能、感染筛查等实验室检查;心电图、胸部正侧位X线片、超声、肺功能等心肺功能检查。专科检查则是针对肿瘤的进一步检查,如CT、MRI、PET-CT等影像检查,还包括内镜检查、相关肿瘤标志物检查、细胞学检查、肿瘤组织活检病理学检查等。所有检查的目的都是为了准确诊断,制订最佳手术方案,以便更好地完成手术,最大程度地保障患者健康。

65. 肺癌患者术前进行血液生化、凝血等检查的主要目的是什么?

对于计划进行手术治疗的肺癌患者,医生往往要求患者检测血液生化、凝血、感染筛查等项目。这样做的目的是了解患者的内分泌、肝、肾、凝血功能等是否存在异常,判断患者能否耐受手术治疗。对于控制不良的糖尿病、凝血功能严重异常以及合并可能影响麻醉、手术安全的其他基础疾病,应在基础疾病控制满意后再进行手术。

66. 患者手术前为什么要戒烟？ 戒烟多长时间才能手术？

肺部手术本身对健康肺组织是一种损伤。肺切除手术后需要很好地排痰，如果排痰不充分，极容易出现肺不张，明显增加肺部感染的概率。吸烟可以刺激呼吸道，引起细支气管收缩，减弱气管内纤毛对黏液的清除能力，引起痰液淤积，影响患者手术后排痰。理论上要求肺癌患者手术前戒烟至少达到 2 ～ 4 周，在实际工作中很难等待 2 ～ 4 周再治疗，所以长期吸烟者一旦确诊肺癌后医生会告诫立即停止吸烟，早一天戒烟，术后顺利恢复就多一份保障。

67. 为什么要签署手术知情同意书？

签署知情同意书是国家法律、法规的要求，国务院颁布实施的《医疗机构管理条例》第三十二条规定："需要实施手术、特殊检查、特殊治疗的，医务人员应当及时向患者具体说明医疗风险、替代医疗方案等情况，并取得其明确同意；不能或者不宜向患者说明的，应当向患者的近亲属说明，并取得其明确同意。"《中华人民共和国医师法》第二十六条规定："医师开展药物、医疗器械临床试验和其他医学临床研究应当符合国家有关规定，遵守医学伦理规范，依法通过伦理审查，取得书面知情同意。"

人的生命健康权受法律严格保护，个人身体所蕴含的生命和健康只有自己有处置权，其他任何人无权处置。手术这种有风险性的医疗行为包含着对患者身体即健康权、生命权的处置。医生有手术技能，但又无权擅自处置患者身体；患者出于治疗疾病的目的，需授权医生为自己实施手术。在手术知情同意书的签名正是患者对其身体支配权的外部表现形式。

68. 术前需要履行哪些知情同意手续？什么人有资格签署手术知情同意书？

患者知情同意即患者对病情、诊断和治疗（如手术）方案、治疗的益处及可能带来的风险、费用开支、临床试验等真实情况有了解与被告知的权利，患者在知情的情况下有选择接受与拒绝的权利。按国家卫健委要求，患者知情同意书应由患者本人签署。当患者不具备完全民事行为能力时，才会由其法定代理人签字；患者因病无法签字时，也可以由其授权的人员签字。患者的知情同意选择权是每一位患者都具有的权利，知情同意书可以作为医疗机构履行说明告知义务的证据，也是患者及家属行使知情权的证据，让患者及其亲属能客观认识诊疗目的、效果、可能产生的并发症及意外等情况，充分享有知情权。

患者在接受诊疗过程中，需要履行知情同意的手续包括以下几个方面。

（1）术前、术中知情手续：所有手术前，主管医生会与患者进行术前谈话，并签署手术知情同意书，其内容包括术前诊断、手术指征、手术方式、可选择的诊疗方法及优缺点、术中和术后的危险性、可能的并发症及防范措施、术中置入身体的内置物（如吻合器、固定器等）类型，术前谈话中会注明选择的类型；术中病情变化或手术方式改变需及时告知患者家属，并由被委托人在告知单上签名。手术的不确定因素较多，手术引起患者新的问题甚至死亡的风险与疾病的治疗相伴相随。有时手术可能达不到根治疾病的目的，达不到患者希望的理想目的，甚至使患者失去生命。手术风险具有不确定性、不可预测性等特征。

（2）如果在治疗中进行临床试验、药品试验、医疗器械试验及其他特殊检查或治疗前需要签署特殊检查、特殊治疗知情同意书，主管医生会在治疗前向患者及家属告知特殊检查、特殊治疗的相关情况，征求其意见，由患者及家属签署同意检查、治疗的知情同意书。

（3）创伤性诊疗知情手续：对患者进行任何创伤性诊疗均需进行谈话告知并签写同意书。内容包括患者的主要病情、采取创伤性诊疗活动的目的及必要性、医疗风险，其他可选择的诊疗方法及优缺点、可能的并发症、注意事项及防范措施等。

（4）麻醉知情制度：在进行麻醉操作前，麻醉医生会告知患者相关情况，并由患者或被委托人签写同意书。告知内容包括术前诊断、麻醉名称及方式、麻醉风险、防范措施等。

（5）输血知情制度：输血前主管医生会向患者告知相关情况，并由患者或被委托人签写同意书。告知内容包括输血的目的、必要性、种类、数量、可能发生的风险、并发症及防范措施等。

69. 手术知情同意书中提及的并发症是否都会发生？

并发症指患者发生了现代医学科学技术能够预见但不能避免和防范的不良后果。一般分为两种情况：①一种疾病在发展过程中引起另一种疾病或症状，如消化道肿瘤可能引发肠梗阻、肠穿孔或大出血等并发症。②在临床诊疗和护理过程中，患者因治疗一种疾病而合并发生了与诊疗这种疾病有关的另一种或几种疾病或症状。外科手术并发症是影响手术效果极为重要的因素，也常是损害患者健康甚至致死的重要原因。手术知情同意书中写的并发症均是基于手术对组织器官损坏可能带来的病症，术中、术后是否发生并发症受多种因素影响，每位患者的自身状况、疾病情况、医疗单位及医生的技术水平等都是影响并发症的因素。并发症的发生概率也受多种因素影响，如高龄患者手术并发症发生的概率就大于年轻患者。手术知情同意书中写的并发症并不一定都会发生。

70. 手术前的肺功能检查项目有哪些？有何必要性？

肺癌手术前对患者心肺功能的评估主要有肺功能检查、运动心肺功能检查和简便易行的爬楼试验。肺功能检查的指标有许多，反映三方面内容。

（1）肺的容量：关键指标称肺活量，即长舒一口气的气体量。肺容量不够称为限制性通气障碍。

（2）小气道的阻力：关键指标称第一秒肺活量，小气道的阻力高称为阻塞性通气障碍。

（3）肺的弥散功能：反映氧气通过肺进入血液的快慢情况。计算机会根据患者的身高和体重计算出上述指标的标准值，再把患者检测的数值和标准值比较，得出正常、轻度、中度或重度异常的判断。

如果患者的肺功能处于能承受手术的边缘状态，通常会进一步检查运动心肺功能。因为心肺功能是密切相关的，如果心功能良好，可以弥补部分肺功能的不足。

对于客观检测的指标有时需要具体分析，有些患者由于各种原因不能很好地配合检查，导致检查结果数值偏低；有些患者由于肿瘤的原因合并阻塞性肺炎或肺膨胀不好（肺不张）时，肺的容量必然会降低，这时切除病变的肺叶可能反而会改善肺功能。爬楼试验是一种简单易行的心肺功能评估方法，经常可以看到医生陪着患者做爬楼试验，在爬楼过程中观察患者表现，这是最直观地反映患者心肺功能综合情况的检查。通常，如果患者能连续上5～6层楼（中间不能停顿休息）没有明显的心慌、气短等症状，则耐受肺叶切除手术的概率很大。

71. 手术前需要做哪些准备？

（1）树立战胜疾病的信心，保存乐观向上的心态。

（2）要有一定强度的心肺功能锻炼，如爬楼练习，手术前一般要求能连续上5层楼。

（3）戒烟，练习咳嗽和深呼吸。有慢性支气管炎、咳痰较多者，手术前可以做雾化吸入，帮助排痰。肺部有炎症的患者可以适当给予抗生素治疗。

（4）手术前要求患者饮食营养均衡，推荐富含蛋白质的食物，但不要过于油腻，以免增加胃肠负担。

（5）手术前要预防上呼吸道感染。

（6）手术前一天的准备（不同医院间有差别），大体包括：①抽血验血型，以便血库根据血型配血，留备手术中输血之需。②手术切口准备，主要是手术区域剃除体毛和清洁局部皮肤。③肠道准备[1]，一般给予患者缓泻药物。④镇静、安眠，通常睡前给予患者安眠药物。⑤禁食禁水，一般手术前12小时内不能进食，8小时内不能喝水。但对患者较为重要的规律性服用的口服药，医生仍会要求患者手术前服

---

1 肠道准备：检查或治疗前需要做肠道的清洁准备工作。

用。近年来快速康复的理念逐步发展，对禁食、禁水的要求也相应有改变，所执行的禁食、禁水时间标准也较前宽松。

（7）有高血压、心律不齐（心跳不规律）等慢性病的患者要规律服药，控制好血压和心率。经医生评估后，部分心率过慢的患者可能需要手术前安装起搏器。

（8）合并糖尿病的患者，如果血糖控制不满意要使用胰岛素。有的患者担心一旦用了胰岛素，以后就会有依赖。实际上不用担心，因为手术的创伤、术后疼痛等因素，患者术后前几天血糖会比较高，待手术反应消失血糖就平稳了，便可以过渡到使用口服降糖药物。

（9）对手术前口服华法林等抗凝药物的患者，由于药物可能引起手术中和手术后的严重出血，通常需要停药1～2周。如患者长期口服阿司匹林，术前通常需停药5～7天。

（10）手术前服用其他药物者，一定要在第一时间与手术医生详细说明，以确定对手术是否有影响。

72. 手术前为什么禁食、禁水？

绝大部分的手术都会要求患者术前禁食、禁水，保持胃肠道的排空状态。这是因为手术麻醉诱导时患者肌肉处于松弛状态，这时胃里如果有食物和水，可能会反流到口腔、咽部，甚至反流到气管和肺内造成误吸[1]，以致威胁患者的生命，手术后肺炎的发生率也会增加。为了患者的安全，严格执行手术前禁食、禁水相当重要。

近年来术前禁食12小时的传统观念已逐渐发生改变，因为这种方

---

1 误吸：误吸字面上讲就是错误地吸入呼吸道。吸入物可以是液体、食物、异物等，如果手术，吸入物则是胃内容物，如胃液、食物等可因呕吐而被吸入呼吸道，造成呼吸道阻塞、吸入性肺炎，甚至窒息等严重后果。

式不能确保胃部排空，还可能造成患者不必要的脱水和应激状态[1]。目前，无误吸危险因素的成人患者的禁食、禁水时间标准为：禁食固体食物至少8小时；术前2小时禁饮；麻醉前1～2小时服用必要的口服药物。对特殊患者，如有反流症状的患者或做胃肠道手术的患者，更严格的限制是必要的。

73. 手术前患者特别紧张怎么办？

任何人接受手术治疗时都会有不同程度的紧张心理，这是人体正常反应。消除患者的紧张心理是主管医生和麻醉医生的重要工作，主管医生应该详细介绍病情及治疗计划，尽量消除患者的疑虑；麻醉医生在术前访视时应向患者解释麻醉相关的程序。患者应放松心情，有任何疑问可以向医生咨询，医生应耐心解答，患者家属也应配合医生做安慰工作，帮助患者减轻紧张情绪。如果患者术前晚上不能入睡，值班医生可以给患者服用一些安眠药物以帮助其睡眠。手术前充足的休息对保持良好的体力、耐受手术以及术后恢复十分重要。

74. 手术前心理调整为什么很重要？

手术前有些患者会产生焦虑、紧张、恐惧及抑郁等不良情绪，可影响患者的睡眠、食欲等，导致患者健康状况下降，免疫功能减退，致使机体对病毒、细菌等的抵抗力降低，还可导致患者心率加快、血压升高等问题，将会增加手术的风险及术后发生并发症的机会。因此，良好的心理准备是保证手术顺利进行的重要条件。

1 应激状态：指人体在受到刺激之后作出的反应，以便适应这个刺激变化的环境。这时候的状态称应激状态。

75. 为什么手术前需要进行呼吸道准备？

患者手术后因为切口疼痛而不敢深呼吸、咳嗽和排痰，可导致呼吸道分泌物在气道内积聚，肺通气量降低，气道阻塞加重，甚至造成肺不张；或因呼吸道感染导致肺炎发生，因此需在手术前进行呼吸道准备。

（1）吸烟的患者应在手术前1～2周停止吸烟，以减少上呼吸道的分泌物。

（2）练习正确咳痰的方法：腹式呼吸（用鼻深吸气，尽力鼓起腹部，屏气1～2秒，嘴唇缩成吹蜡烛状缓慢呼气，呼气时腹部自然回缩）数次→深吸气→憋住气→放开声门、收缩腹肌，使气体快速冲出将痰咳出。

有呼吸道炎症者术前应用抗生素、雾化吸入等治疗，待感染控制后才可以接受手术。

76. 手术当天需要患者做什么准备？

手术当天女性患者不要化妆，要去除患者的唇膏、指甲油，以便于医生在手术中观察患者末梢血液循环情况；要取下活动性假牙，避免假牙可能脱落而阻塞呼吸道；取下发卡、假发、金属物品、饰物等，避免金属导电，饰物伤及患者；将随身携带的所有贵重物品，如首饰、现金、手表，交由家属保管；如为助听器，可暂时佩戴，便于与手术室工作人员谈话、沟通，手术前一刻取下；患者贴身穿着干净的病服；按要求禁食、禁水；术前要排空膀胱，其目的是避免麻醉后造成手术台上排尿，避免手术过程中误伤膨胀的膀胱，避免患者手术后因麻醉药物作用而发生排尿困难。

77. 手术前一天为什么要做手术区域皮肤准备？

皮肤是机体的天然防御线，手术会破坏此防御线而增加感染的机会。手术前进行皮肤准备的目的就是预防手术后切口感染。皮肤准备通常在手术前一天进行。皮肤准备的内容包括：除去手术区域的毛发、污垢及微生物。手术区皮肤准备的范围一般以切口为中心，半径在20厘米以上的范围。此外，手术前一天患者还应修剪指甲、剃须、洗头、洗澡。小儿可以不剃体毛，只做清洗。

78. 手术当天患者家属应该做什么？

手术当天患者的直系亲属应该在患者进入手术室前到达病房陪伴患者，这对患者是一个安慰。在手术进行过程中家属需在手术等候区耐心等待，不要离开，以备手术中出现特殊情况医生需要及时与家属商谈，并请家属做出决策。手术结束后患者回到病房，在向手术医生和麻醉医生了解病情后，家属就可以按照医院要求留人陪护或由院方监护。

79. 手术有哪些麻醉方法？

主要的麻醉方法有三种：全身麻醉（简称全麻）、局部麻醉（简称局麻）和椎管内麻醉。

每一种麻醉还有许多不同的形式和操作方法，麻醉医生会根据手术方式和患者自身状况选择最佳的麻醉方法。

80. 什么是全身麻醉?

麻醉医生可以通过呼吸面罩、喉罩或气管插管给患者吸入全身麻醉药，也可以通过静脉途径给患者注射麻醉药。麻醉药物对中枢神经系统产生抑制作用，使大脑不能从神经系统接受任何的疼痛信号，患者表现为暂时神志消失、全身痛觉丧失、遗忘、反射抑制和骨骼肌松弛。麻醉药物对中枢神经系统抑制的程度与体内药物浓度有关，并且可以控制和调节。全身麻醉期间，麻醉医生会使用各种设备严密监测患者的生命体征[1]和各重要脏器的功能，适当调整麻醉深度。这种麻醉对神经系统的抑制是可逆的，手术结束后停止使用麻醉药物，体内残存的麻醉药物就可以被代谢分解或从体内排出，患者的神志及各种生理反射就会逐渐恢复。

81. 全身麻醉对大脑会不会有损伤?

常有患者问麻醉医生："全身麻醉会不会损伤大脑，影响智力或记忆力？"答案是不会。目前临床使用的所有全身麻醉药其作用都是短暂的、一过性的，即停止使用后经过短时间的代谢分解排出体外，其麻醉作用也会完全消失，更不会遗留中枢神经系统的任何伤害和不良反应。因此不必担心全身麻醉会损伤患者的大脑。

---

1 生命体征：是用来判断患者的病情轻重和危急程度的指征，主要包括有体温、脉搏、呼吸和血压，是维持生命基本征候，是机体内在活动的客观反映，是衡量机体状况的重要指标。

82. 通常所说的"全麻"或"半麻"指的是什么？

"全麻"即全身麻醉，医生将麻醉药物经静脉注入患者体内，使患者在手术中完全失去知觉和痛觉，在患者进入睡眠状态后插入气管插管，吸入麻醉气体及氧气，并帮助患者呼吸。近年来开展的无插管全麻，使用喉罩帮助患者吸入麻醉气体及氧气，适用于经过选择的部分患者。

"半麻"包括硬膜外麻醉[1]、腰麻（蛛网膜下腔麻醉和腰硬联合麻醉）。"半麻"下患者是清醒的，如果患者希望睡着，也可以给予镇静剂。

83. 麻醉会有什么风险吗？

麻醉的风险性不仅与外科手术大小、种类、麻醉方法有关，而且与患者的身体状况及有无内、外科合并疾病有关。实施麻醉会影响患者生理状态的稳定性；手术创伤和失血可使患者生理功能处于应激状态；外科疾病以及合并的内科疾病会引起不同程度的病理生理改变，这些都可能增加麻醉的风险。因此，"只有小手术，没有小麻醉"。麻醉医生的工作就是筛选出无法耐受麻醉的患者，并把可耐受麻醉患者的相关风险降到最低。手术前会完善一些必要的检查和准备，将患者的身体调整到最佳状态；手术过程中会实时监测患者的生命体征，以保证麻醉安全。当发现由于手术、麻醉或原有的基础疾病威胁患者生

---

1 硬膜外麻醉：指硬膜外间隙阻滞麻醉，即将局麻药注入硬膜外腔，阻滞脊神经根，暂时使其支配区域产生麻痹，简称为硬膜外阻滞。

命安全时，医生会及时采取措施维持患者生命功能的稳定。

84. 为什么麻醉医生术前要访视患者？

为减少麻醉手术后并发症，增加手术安全性，麻醉医生需要在手术麻醉前对患者的全身情况和重要器官生理功能做出充分的评估，评定患者接受麻醉和手术的耐受力，并采取相应的防治措施，选择恰当的麻醉药物及方法，这都需要手术前对患者进行访视。麻醉医生在手术前需要了解的情况包括以下方面。

（1）病史：患者是否有心脏病、高血压、糖尿病、气管炎、哮喘、青光眼等疾病。

（2）过敏史：患者是否对药物（尤其是麻醉药）和食物过敏，过敏反应[1]是否严重。

（3）手术及麻醉史：患者是否接受过手术和麻醉，有无不良反应等。

（4）生活习惯：患者是否吸烟，每天吸几支烟；是否经常喝酒，睡眠好不好等。

麻醉医生根据患者的不同情况制订相应的麻醉方案，同时向患者及家属解释有关的麻醉注意事项，回答患者提出的问题。签署麻醉知情同意书和决定术后镇痛方式也是在手术前访视时完成的。总之，有效的手术前访视可以让麻醉医生对将要进行的麻醉做到心中有数，是患者麻醉安全的重要保证。

---

1 过敏反应：是指已免疫的机体在再次接受相同物质的刺激时所发生的反应。反应的特点是发作迅速、反应强烈、消退较快。表现为胸闷、心悸、呼吸困难、瘙痒、皮疹等。

85. 术前化疗对麻醉有影响吗？

使用化疗药后可能会对身体一些脏器产生毒性作用，主要表现为心脏毒性（心功能不全、心律失常、心电图改变等）、骨髓抑制、重要脏器功能损害（肝、肾、肺等）、胃肠道反应[1]、过敏反应等，化疗药也会与麻醉药物产生相互作用，增加麻醉和手术的风险。麻醉医生会根据患者的身体状态和所用的化疗药物制订相应的麻醉方案，以确保患者术中安全平稳。

86. 老年人与年轻人谁的麻醉风险更大？

一般来讲，处于相同条件下，年龄越大麻醉与手术风险就越大。与年轻患者相比，老年患者常合并糖尿病、高血压、心血管疾病、脑血管病等全身性疾病，这些高危因素会增加手术及麻醉的困难。对于老年患者，除非紧急手术，需要在手术前将患者的各项合并症尽可能控制在可代偿的范围内，以降低麻醉风险。老年患者对于麻醉药的耐受程度、代谢排泄可能劣于年轻患者，使麻醉的风险增加。但麻醉和手术的风险是由多种因素决定的，如麻醉医生的经验、就诊医院的综合实力等，所以手术风险应该结合环境因素综合判断。在仔细评估、准备充分的情况下，老年患者手术也可顺利完成。

1　胃肠道反应：本书中胃肠道反应多是指化疗药物常见副作用之一，主要表现为食欲减退、恶心、呕吐、腹胀、腹泻等。

87. 手术前要不要停用心血管药物？

手术前不要停止降压药及治疗心律失常的药物，手术当天早晨也要继续服用，这样有利于手术中维持患者的循环稳定，降低手术风险。围手术期[1]抗凝药的应用有更严格的要求，应咨询主管手术医生和麻醉医生。

88. 什么是气管插管？

全身麻醉后患者的自主呼吸消失，为确保呼吸道通畅，需要在患者的气管内置入一根气管导管与麻醉机相接控制呼吸。气管插管通常从患者的口腔插入气管内，插管前麻醉医生会经静脉注射麻醉药物使患者意识消失、呼吸停止、肌肉松弛（临床上称为麻醉诱导），然后才行气管插管。所以，患者对整个插管过程没有感觉，也不会感到难受。

89. 肺癌术后采用什么体位最好？

患者意识未清醒时要采取平卧位，头偏向一侧，以免呕吐物吸入引起呛咳或窒息。完全清醒后最好采取半卧位或坐位，主要考虑：①有利于胸腔内的气体和胸腔积液由胸腔引流管排出，以预防胸腔感染。②有利于膈肌下降，增加肺部通气量。不可采取完全的侧卧位，因为如果患者采取完全术侧卧位，可能会压迫胸腔引流管，而且不利

1 围手术期：是指从患者决定接受手术治疗开始，直至手术后基本康复的全过程，时间在术前5～7天至术后7～12天。

于术侧肺组织的扩张；如果患者采取完全健侧（未手术一侧）卧位，则不利于胸腔积液由引流管引出。故患者平卧时若想变换体位，可以稍微向健侧倾斜，角度最好不超过45°。

90. 手术中是否需要输血？输自己家属的血是否更安全？

输血是一种治疗方法，当术中失血量达到输血指征时，可以给予适量的血液补充即术中输血。如果术中出血虽不少但尚未达到输血指征，考虑到术后恢复的需要也可以适量输注，所以术中是否输血还得依照病情。通常情况下，失血量在自体血容量10%以内可不必输血；血容量减少在20%以内也不必输血，可补充适量的晶体溶液或胶体溶液；当失血量占血容量20%～50%时，在补充适量的晶体溶液或胶体溶液的同时，可输注红细胞压积为70%的浓缩红细胞，使患者体内红细胞压积达到35%；当血容量减少在50%以上时，除输注浓缩红细胞、晶体溶液或胶体溶液外，还可适量输注白蛋白、血浆或新鲜全血，必要时可输注浓缩血小板。

直系亲属不能相互输血是一个医学常识，很多人都被电视剧里演绎的亲属输血剧情误导。《中华人民共和国献血法》中明确规定，为保障公民临床急救用血的需要，国家提倡并指导择期手术的患者自身储血，动员家庭、亲友所在单位及社会互助献血。对于亲友互助献血人们会有一个误区，就是患者亲友献血之后，亲友的血直接给患者使用。事实上，亲朋好友参加互助献血之后，血站会规避直系亲属间相互用血。因为有时亲属间（如父母与子女）输血后并发移植物抗宿主病的危险性比非亲属间输血的危险性大得多。很多人觉得自己的亲人平时身体看上去很健康，这并不能真正代表亲人身体真的健康，有一些病症有很大的潜伏性，仅凭人们的肉眼根本无法判别。因此，患者输血治疗应避免使用亲属供者的血液，亲属献血后可由血液中心调剂使用。

91. 什么是麻醉恢复室？

麻醉恢复室又称为麻醉后监测治疗室，负责对麻醉后患者进行严密观察和监测，直至患者的生命体征恢复稳定。恢复室紧邻手术室，以便于麻醉医生或外科医生对患者的观察及处理，如发生紧急情况也便于送往手术室进一步治疗。

手术与麻醉都会在一定程度上扰乱人体的生理功能，特别是对那些术前一般情况较差、经受全身麻醉或大型手术的患者。如果手术后患者存在麻醉未醒、呼吸和循环功能不稳定等需要持续监护的情况，将被送入麻醉恢复室。麻醉恢复室内配备有专门的麻醉医生、麻醉护士及齐全的设备，能及时实施有效的监测和抢救，使患者顺利度过手术后、麻醉后的不稳定时期，保障患者的安全。

92. 哪些患者需要到重症监护室监护？

重症监护室又称为ICU，是利用多种现代化设备及先进的治疗手段，如呼吸机、监护仪、输液泵、起搏器、血液净化、体外膜肺、胃肠道外营养等治疗方法，对各种的危重患者进行密切观察，并辅以特殊的生命支持治疗，以提高危重患者存活机会的一个特殊治疗护理病区。在重症监护室治疗一段时间后如患者病情好转则可转回普通病房继续治疗。有些大型综合医院在重症监护室的基础上可以设立不同治疗侧重的专科ICU，如呼吸重症监护室（RICU），心脏重症监护室

（CCU），外科重症监护室（SICU），儿童重症监护室（PICU），以及新生儿重症监护室（NICU）等。

ICU收治对象：原则上为各种急性或慢性的可逆性危重疾病患者，主要包括以下几类。

（1）复杂大手术后，尤其术前合并症较多（如合并心脏疾病、糖尿病、高血压等）或术中生命体征不稳定者（如循环呼吸不稳定、大出血以及手术创伤比较大可能出现并发症）。

（2）心、肺功能衰竭的患者。

（3）各类急性脑功能障碍危重期的患者。

（4）因各种原因导致昏迷、心跳呼吸骤停，心肺复苏后需进一步生命支持的患者。

（5）有严重心律紊乱的患者。

（6）器官移植术后的患者。

（7）发生各种类型休克的患者。

（8）严重外伤、烧伤、中毒、感染、败血症、感染性休克等生命体征不稳定的患者。

（9）严重营养障碍、水电解质紊乱及代谢失衡导致衰竭的患者。

（10）其他危重症需ICU监测和治疗的患者。

93. 手术麻醉后会出现哪些状况？满足什么条件才能送回病房？

随着危重疑难患者施行复杂麻醉和手术的增加，手术的结束并不意味着麻醉作用的消失和主要生理功能的完全恢复，再加上手术麻醉期间已发生的循环、呼吸、代谢等的功能紊乱尚未彻底纠正，麻醉后仍有发生各种并发症的危险。麻醉、手术后的患者仍需要经专业训练的医护人员在麻醉恢复室进行精心治疗、护理，麻醉后常见的恶心、呕吐、疼痛、血压过高或过低等并发症才能得到及时处理。全麻患者必须在完全清醒（意识清醒、肌力恢复）后，并且各重要生命体征平稳后才能送至病房。对于病情危重还需要手术后持续监护治疗的患者，必须送重症监护室治疗。

94. 肺癌患者手术可能有哪些并发症?

肺癌手术后并发症多种多样，而且由于病情不同，患者身体情况不同，术后也有可能会出现一些少见的不可预知的并发症，手术签字时通常会看到这样的一句话"其他不可预料的情况"，听着比较可怕。但是，从另一个角度看，肺癌手术后发生严重并发症的概率大约为4%，手术患者死亡概率小于1%。肺癌手术后并发症主要包括以下几大类。

（1）手术相关并发症：① 手术中和手术后的出血，是胸外科手术比较常见、严重、紧急的并发症，术后严重出血可能需要二次手术止血。②肺持续漏气，延长术后住院时间，严重时可能造成肺不张、皮下气肿等。③由于术后排痰困难，造成术后肺膨胀不良，甚至肺不张、肺部感染等，因此需要雾化排痰，鼓励患者咳嗽咳痰。④ 胸腔感染、脓胸，会造成术后持续高热。⑤胸腔淋巴漏、乳糜胸，多见于术中广泛清扫淋巴结的情况，术后出现胸腔引流量增多，进食后出现引流液浑浊，在常规保守治疗无效的情况下需要二次手术处理。⑥手术切口愈合不良，切口感染，需要换药和二次缝合。⑦其他少见手术相关并发症，如肺扭转、支气管胸膜瘘[1]等，均属于比较严重的并发症，可能危及生命。

（2）全身各器官功能不全和电解质紊乱：包括肺功能、心功能、肝功能、肾功能、胃肠功能等。器官功能不全通常会合并钾、钠等电解质紊乱和酸碱失衡。

（3）心律失常：表现为心悸，原因就是心脏各类早搏和心房颤动。这也是一类比较常见的并发症，需要药物对症治疗。

（4）心脑血管和血栓性疾病：如急性心肌梗死、脑栓塞或脑出血、肺动脉栓塞、下肢血栓形成等少见但非常严重的并发症，多见于术前有基础疾病的患者。

95. 肺癌术后疼痛对患者有什么影响？常用的术后镇痛方法有哪些？

肺癌术后切口疼痛是最为常见且严重的症状，术后急性疼痛可引起心率加快、血压升高等症状；患者还可能因疼痛不敢用力，造成咳嗽、咳痰困难；因疼痛导致胃肠蠕动减弱造成胃肠功能恢复延迟；因疼痛导致肌肉张力增加、肌肉痉挛、机体活动限制等促使深静脉血栓的形成；疼痛还可导致失眠、焦虑、恐惧等情绪障碍。

目前肺癌术后常用的镇痛方法包括以下几种。

（1）放置术后镇痛泵，通道接在静脉内持续给药，如遇到疼痛急性加重，可由患者手控临时追加给药，达到最佳镇痛效果，一般镇痛泵可使用2～3天，必要时可再配泵维持。

---

1 支气管胸膜瘘：肺切除术后严重的并发症之一，总发生率在0.5%～15%，病死率为23.6%～71.2%，一般发生在肺切除术后1周至3个月内，多见于3～10天，少数患者可能表现为迟发性支气管胸膜瘘，在术后30天以上发生。

（2）口服镇痛药物，多为阿片类镇痛药物，根据不同药物种类间隔6～12小时按时口服，镇痛效果较好。

（3）肌内注射镇痛药物，对于急性疼痛患者可短时间快速镇痛。

（4）外用镇痛贴或静脉输入镇痛药物等。

96. 肺癌术后为什么会出现发热？

发热是手术后常见的症状之一，其发生概率在14%～91%。肺癌手术后出现发热的原因主要包括以下三方面。

（1）由于机体受到手术创伤，释放出细胞因子[1]，这些细胞因子引起发热，属于一种正常反应。

（2）由于排痰不畅造成的肺不张，或者胸腔积液造成的发热。

（3）各种感染造成的发热，如肺部感染、胸腔感染、切口感染等。

发热通常在手术后2～5天，患者体温会有轻、中度的升高（37～38℃常见），一般不需要特殊处理。如果体温高于38℃或患者对体温升高感觉不适，可给予温水擦浴、冰袋冷敷等方法进行物理降温，或者肌内注射退热药物，体温可以逐渐恢复正常。但术后体温持续升高，达38.5～39℃，常规退烧对症治疗效果不好，则有可能是感染等原因或其他并发症，医生会查找原因并进行相应的处理。

1　细胞因子：由免疫细胞（如单核细胞、巨噬细胞、T细胞、B细胞、NK细胞等）和某些非免疫细胞（内皮细胞、表皮细胞、纤维母细胞等）经刺激而合成、分泌的一类具有广泛生物学活性的小分子蛋白质。

97. 肺癌患者术后为什么要进行有效咳嗽？如何才能有效咳嗽？

肺癌手术后患者需要进行有效咳嗽、咳痰，有以下几个目的。①排出痰液，避免痰堵塞气道影响患者呼吸，预防肺部感染。②促进肺的重新扩张：因手术操作会使肺出现不同程度的萎陷缩小，术后多进行有效咳嗽，有助于肺重新膨胀复张。有效咳嗽的方法是以腹肌用力的咳嗽方式，深呼吸后屏住呼吸2～3秒，然后打开气道和口腔，胸腹联合用力进行暴发性咳嗽，连续咳嗽两下。通常病房护士会在术前常规宣教和术后查房中给予指导如何进行有效咳嗽。

98. 肺癌患者术后如何预防感染？

（1）患者住院期间病房需每天通风，保持室内空气新鲜流通。

（2）患者保持个人卫生，严格限制探视，减少感染机会。

（3）患者通过有效咳嗽排出呼吸道内分泌物，预防呼吸道感染。

（4）患者注意在休息和活动时避免胸腔引流管受压弯折，保持胸腔引流管通畅有利于胸腔积液排出，预防胸腔感染。

（5）患者加强呼吸肌锻炼和有氧功能锻炼，可增强体质，预防感染。

（6）对于抵抗力较弱患者，建议补充营养，高蛋白（如乳清蛋白）、高热量、低脂饮食，必要时医生可根据病情和患者进食情况酌情给予静脉补充蛋白质、血浆和营养液等，以加强营养，增强患者机体抵抗力。

（7）医生根据患者手术大小和感染风险，酌情给予抗生素预防感染。

（8）医护人员做好手卫生消毒，避免交叉感染。

99. 肺癌患者术后为什么要留置胸管？需注意什么？

肺癌术后医生一般会在患者手术一侧留置胸腔引流管，主要有两个目的。

（1）观察胸腔引流液的性状和引流量，如有无出血、乳糜等，也可以观察漏气量多少，医生会根据每天胸腔引流液的性状、量的多少以及是否存在漏气，决定能否拔除胸腔引流管，一般拔除引流管后患者就可以出院了。

（2）胸腔引流管可以有效排出胸腔积液和积气，防止积液过多压迫肺组织，也防止积气过多造成气胸。

胸腔引流管的注意事项如下。

（1）引流管一般都要接水封瓶，称为"闭式引流"，这种引流装置可以使胸腔内压力与大气压环境隔开，使胸腔内的气体排到外界，而外界的气体不能进入胸腔，久而久之胸腔内气体越来越少，肺组织就复张了，因此在这个过程中要平稳放置引流瓶，使瓶内水封管口在液面以下，避免倾斜漏水等。

（2）要注意引流管不能弯折、牵拉，确保引流通畅。引流管的长度以患者在床上能自由翻身活动后仍不易被牵拉为宜。当患者下床活动时，要妥善保护和固定引流管，防止引流管脱出。

100. 癌症患者术后护理需要家属做什么？

为了减轻和消除手术给患者身心带来的创伤，使患者尽快恢复正常生活及工作，在护理过程中，往往需要患者家属、亲友的配合及参与才能获得更好的效果，在以下几个方面患者家属都能积极发挥作用。

（1）心理护理：积极安慰和鼓励患者，认真倾听患者的倾诉，并给予支持和理解；在患者出现术后疼痛、憋气等不适时，帮助患者分散注意力，使患者放松情绪，如帮助患者按摩、锻炼、听音乐等；保持环境的整洁舒适，并始终陪伴在患者身旁；对有疑虑的患者，家属可配合医生讲解治疗的重要性，帮助其疏导心理。

（2）手术切口的护理：保持局部的清洁和卫生，避免切口感染，尽量避免碰撞挤压，发现切口有渗液、化脓、流血等情况时，应及时告知医护人员。

（3）各种引流管的观察和护理：注意引流管是否通畅，并且随时观察引流管内液体颜色和量，发现可能异常时及时通知医护人员；在患者翻身或下床活动时则应固定好引流管，防止其脱落。

（4）饮食护理：术后饮食应严格遵守医护人员的嘱咐，对部分虚弱或胃肠功能不足的患者应采用少食多餐的方式，部分患者则可根据需要给予清淡饮食。

（5）术后早期活动、排痰和锻炼：鼓励患者咳嗽、咳痰，并进行呼吸功能锻炼；同时鼓励患者早期活动，防止静脉血栓形成，包括床上活动和下床活动两种，床上活动主要是帮助患者翻身、拍背、按摩腿部和进行上下肢活动，活动时注意保护好各引流管和输液管，以免扭曲、折叠和脱落；下床活动应在患者的病情稳定后进行，在护士或陪护家属的协助下，先让患者在床边坐几分钟，无头晕不适时，可扶着患者沿床缘走几步，如患者情况良好，可进一步在室内慢慢走动，最后再酌情外出散步。

（6）保持口腔清洁卫生，刷牙或漱口是保持口腔清洁常用的方法。

总的来说，家属由于缺乏医学常识和护理经验，更多是需要在医护人员的指导下看护患者，在此过程中首先要遵循医护人员的嘱咐，而不是完全按照患者的意愿进行，如遇问题可以找医护人员询问解决，不应自作主张违背医嘱；同时细心观察是必不可少的，及时发现可能的异常；另外，患者术后需要更多的鼓励和陪伴，家属还需要有足够的耐心和体力支撑，必要时也可以请专业陪护人员帮忙看护。

101. 肺癌术后如何才能使身体康复？

首先，手术后患者应放下思想包袱，吃好、睡好，增强自身的抵抗力。癌症和其他疾病一样，有相当数量的患者是可以治愈的。对癌症不要过分恐惧和悲观，因为这样不但无助于治疗，相反，由于精神过度紧张和焦虑，寝食不安，会降低机体的抵抗力，对术后恢复不利。

饮食方面也要做到荤素搭配，多补充优质蛋白质、维生素、矿物质等，使摄入的营养比消耗的多，以提高机体的抗癌能力。如果医生没有提出特别要求，原则上不必忌口，多吃富于营养的食物，如鱼、虾、肉、蛋、豆类、谷类等，尤其要多吃新鲜蔬菜和水果，其中含有丰富的维生素C，对促进切口愈合有一定的作用。不要吸烟、饮酒，少食辛辣刺激性的食物，不吃过冷或过热的食物。

应适当进行锻炼，包括呼吸肌锻炼和有氧功能锻炼，如练习屏气、吹气球、爬楼梯、快步走、慢跑等，原则是量力而行，循序渐进，持之以恒。

102. 肺癌术后为什么要早期活动？

由于手术创伤的打击，精神和体力的消耗，有的患者害怕起床活动会影响切口愈合，一般患者手术后都倾向于静卧休息。其实，早期活动可使患者机体各系统功能保持良好的状态，预防并发症的发生，促进术后身体的康复，那么早期活动具体有什么好处呢？

（1）早期活动可以增加患者的肺活量，促进呼吸和肺复张，使痰液有效排出，可减少肺炎、肺不张的发生。

（2）促进血液循环，避免因肢体肌肉不活动而导致的肌肉萎缩，尤其防止下肢静脉血栓形成就，减少肺栓塞的发生。

（3）促进胃肠蠕动和排气，减轻腹胀和便秘，同时促进膀胱功能恢复，避免排尿困难。

（4）活动还可以增进患者食欲，有利于身体康复。

一般手术后当天患者即可在床上进行四肢关节的屈伸活动，次日可在他人的协助下床边扶坐，无不适可扶床站立，室内缓步行走。活动时要掌握循序渐进、劳逸结合的原则，逐渐增加活动范围和活动量。避免没有准备而突然站立。如活动时感觉头晕、心慌、憋气、出虚汗、极度倦怠时应及时停止，不可勉强活动，症状严重时应通知医护人员。

103. 肺癌术后什么时候可以开始进食？

手术后饮食是否恰当关系到患者能否顺利恢复，手术后何时开始进食、何种饮食为宜，要根据患者具体情况而定，如手术大小、麻醉方式和患者恢复情况决定开始进食时间。过早进食还有可能引起并发症，但进食过迟也是有害无益的。在局部麻醉下做的小手术，如手术后无明显恶心、呕吐、腹胀、腹痛等不适，手术后即可进食。而对于肺癌手术多选择全身麻醉，一般手术后当天不可进食，由医生给予输液维持，可能会存在因病情需要术后再次气管插管以及麻醉后呕吐误吸的可能性；第二天患者晨起清醒坐起后，医生查房会根据患者生命体征和引流情况决定是否可以进食早餐，早餐多以清淡流食为主，如怀疑存在活动性出血、肺不张等情况，则应等拍完床旁胸片和化验结果出来后再决定是否开始进食。

104. 肺癌术后饮食有哪些注意事项？

手术过后的饮食和保持营养的均衡非常重要。外科手术过程中一般都有出血或组织液渗出，因此很可能会造成贫血及低蛋白血症，同时，疼痛、创伤及手术中的刺激会导致营养物质消耗的增加。所以手术后通过饮食保持营养均衡是术后切口愈合、体质恢复所必需的。在食物的选择上应注意保证食物的多样性，手术后要多进食营养价值比较高、清淡而又容易消化的食物，尤其是优质动物蛋白质，如鱼虾等；其次是补充电解质和微量元素，尤其是锌与钾，如各种新鲜水果；再次是各种维生素及膳食纤维的补充，它们可以增加抗感染能力，如维生素A、维生素C、维生素E，如蔬菜和谷物等；要避免食用肥肉、油腻的浓汤、动物内脏、猪油以及含胆固醇较高的海鱼等，还要避免烟酒及浓茶等。

105. 什么是清流食、流食、半流食和软食？

（1）清流食：又称清流质饮食，是一种限制较严格的流质饮食，包括水、米汤、稀藕粉、果汁、蛋花汤等，对于刚开始进食的消化道手术患者可以从清流食开始。

（2）流食：又称流质饮食，呈液体状态，包括稀粥、牛奶、菜汤、豆浆、稠藕粉、面糊、清鸡汤、清肉汤等，一般肺癌全麻手术后可从流食开始，具体种类应遵循医嘱。

（3）半流食：又称半流质饮食，指食物呈一种半流质状态、纤维素含量少、容易咀嚼和消化、营养丰富的食物，半流质饮食有稠粥、面条、鸡蛋羹、豆腐脑等。

（4）软食：又称软质饮食，指质软、粗硬纤维含量少、容易咀嚼和消化的食物。包括软米饭、馒头、包子、面条和各种粥类；肉类应剁碎，菜应切细，蛋类可用炒、煮和蒸等方法；水果应去皮，香蕉、橘子、猕猴桃等均可食用。

106. 哪些不良因素会影响癌症患者术后切口愈合？

有些患者担心术后许多天不能进食会影响切口愈合。实际影响切口愈合的不良因素有很多，包括年龄（老年人切口愈合速度慢）；切口局部存在感染或污染；切口局部血供较差，张力较大；合并贫血及营养状况较差（虚弱、营养不良、缺乏维生素A或维生素C，微量元素锌、铁或铜）；合并其他疾病（如肝硬化、血管性疾病、糖尿病、慢性肺病、尿毒症等）；药物史（特别是类固醇类和激素类药物的使用）；术前经过放疗及化疗；缝合方法存在问题、切口引流不畅、异物影响愈合等。

107. 什么是下肢静脉血栓？

血液在下肢静脉内不正常地凝结、阻塞管腔，导致静脉回流障碍，这就是下肢静脉血栓。下肢静脉血栓形成后可由于患者术后下地活动等原因脱落，随静脉血液回流到心脏和肺动脉，造成急性肺栓塞，危及生命，因此预防术后下肢静脉血栓非常重要。

肺癌手术后下肢静脉血栓形成的原因主要有两方面：首先是手术的原因，由于患者手术时间长，术后患者活动减少，卧床时间增加，造成下肢静脉血液流动缓慢，容易形成血栓；此外，还有其他原因也可造成静脉血栓形成，如恶性肿瘤本身会分泌促进血液凝固的因子，术后止血药物的使用，还有肥胖、血栓病史、下肢静脉曲张、留置中心静脉导管等。

108. 下肢静脉血栓会有哪些表现？

一般可能出现的症状包括以下三种。

（1）下肢肿胀，尤其是一侧小腿出现肿胀：发生血栓的一侧下肢较对侧会出现不同程度的水肿，按压时局部皮肤凹陷，有时水肿程度不严重，需要用卷尺测量才能发现。

（2）局部疼痛或压痛，按压血栓部位时患者会感觉疼痛，以按压小腿肌肉时明显。

（3）静脉曲张，由于静脉血液回流受到阻碍，致使出现浅静脉曲张，严重时可出现下肢局部青紫。

并非所有的患者出现下肢静脉血栓都会有明显典型的症状。而根据静脉血栓发生在下肢静脉不同的部位，患者表现出的症状也有所不同，下肢静脉超声检查是确诊静脉血栓的重要依据，因此如出现以上症状建议到医院就诊行相关检查。

109. 下肢静脉血栓对患者有什么危害？

下肢静脉血栓如不及时治疗或治疗不当，可致患肢功能部分或完全丧失而致残；如果发生栓子脱落，则可引起急性肺栓塞而危及生命，大面积肺栓塞死亡率很高，表现为患者活动后突发大汗、血压血氧下降、意识丧失，即使抢救及时也很难挽回，因此应该给予足够重视。这种情况在手术后可能出现，尤其骨科手术和创伤较大的复杂手术，因此肺癌手术后下肢静脉血栓应早预防、早发现、早治疗。

110. 有什么方法可以预防术后下肢静脉血栓？

目前预防术后下肢静脉血栓的方法包括机械性预防和药物预防。机械性预防包括：按摩下肢、穿弹力袜和间歇性压力泵等，主要是通过促进下肢的血液循环来预防下肢静脉血栓形成。药物预防是指通过应用抗凝药物来预防下肢静脉血栓，如注射低分子量肝素。通常这两种方法可联合使用。此外，对于术后出现一侧下肢肿胀疼痛的患者，应避免下地活动，并及时通知医护人员行床旁超声检查，以明确是否存在下肢静脉血栓，并给予相应处理，从而减少急性肺栓塞的发生。

111. 手术中及术后有必要穿弹力袜吗？

三、治疗篇

手术创伤是下肢深静脉血栓形成的主要因素之一，手术后下肢深静脉血栓发生率可达10%～25%。下肢深静脉血栓可以引起患侧肢体的肿胀，但其更大的危害是容易引起肺栓塞，甚至大面积肺梗死，这是一种十分凶险的情况，患者常在数小时内死亡。因此在西方发达国家，手术后预防下肢深静脉血栓形成已经成为常规内容。研究表明，手术后穿弹力袜的患者其下肢深静脉血栓的发生率可减少4倍，因此，穿弹力袜有明显的预防下肢深静脉血栓形成的作用。对于肥胖患者以及具有高凝状态且要进行手术的肺癌患者，更应要求术中、术后穿弹力袜。

112. 患者术后多长时间可以洗澡？

首先要看切口的愈合情况，一般愈合良好、无红肿化脓等情况，拆线3～7天就可以洗澡。洗澡时需注意水温适宜，不要用力揉搓切口，切口局部也不应浸泡时间过长，局部刚愈合切口较为薄弱，长时间浸水容易引发感染，一般主张采用淋浴的方式，避免泡澡。其次，要看患者身体恢复情况，洗澡需要患者能基本自理，而对于体质较弱的患者洗澡时需有人陪伴，且时间不宜过长。

113. 肺癌患者出院后需要注意什么？

（1）认真遵照医生的出院医嘱和注意事项，尤其是换药、拆线时间和返院复查的时间。一般肺癌手术后每周换药1次，术后2～3周拆线，复查时间多为术后1个月左右。

（2）饮食注意事项：一般出院后先以清淡饮食为主，补充优质蛋白质，多吃蔬菜水果，避免高油高脂和刺激性饮食，并可逐步过渡到正常饮食。

（3）适量的运动：提醒患者加强肺功能锻炼，避免出院后每天长时间卧床，因为术后1～2个月是肺功能快速恢复期，适量的运动能促进恢复。运动的原则是以身体能承受为度，不要过量和勉强，并逐步增加运动量。

（4）警惕可能出现的迟发性手术并发症，如果出院后出现高热（＞38.5℃），或较明显的气短、呼吸困难、剧烈胸痛、咯鲜血等情况要和手术医生联系，必要时回医院做进一步检查。

114. 肺癌手术后为什么会有胸腔积液？

平时胸膜腔中会有少量液体起到润滑肺组织的作用。手术切除部分肺组织后胸腔就会出现空腔，这部分空腔会由渗出的液体来填充，这就是胸腔积液。积液可以来源于胸膜的渗出，手术中由于胸膜受到损伤和刺激，以及胸膜腔内负压作用，在术后会产生反应性胸腔积液；此外，手术区域可能会有细小血管的出血、广泛清扫淋巴结后淋巴液的渗出，都会引起胸腔积液。术后早期的胸腔积液一般红细胞含量较高，是手术创面渗血的表现，随着创面血凝块形成，渗血量逐渐减少，血性胸腔积液逐渐变为淡红色渗出液，最后变为淡黄色渗出液。医生会根据胸腔积液的量和性状决定何时拔除胸腔引流管。随着患者术后肺功能锻炼的增加，肺组织逐渐膨胀、复张，并代偿被切除的肺组织，从而使胸腔内的空腔逐渐减少，胸腔积液也会慢慢减少、吸收，多数患者在术后1～3个月后胸腔积液会完全吸收，也有少数患者胸腔中会残留有少量积液，但并不影响患者的呼吸功能。

115. 肺癌手术后还应该进行哪些治疗？什么时候开始？

术后是否需要继续针对肺癌的治疗，以及如何治疗，取决于肺癌的病理分期、病理类型、手术切除情况，以及患者术后的身体恢复情况。一般来说，早期肺癌术后无需治疗，定期复查即可；而对于中期以后的肺癌，术后可能需要继续巩固治疗，从而减少术后复发的风险。术后治疗包括化疗、靶向治疗、免疫治疗、局部放疗等，多数是在术后4～8周开始，如患者术后身体情况较差或出现术后并发症等，也可将治疗时间向后推延。因此，患者术后是否需要治疗、需要接受何种治疗、选择哪种药物以及何时开始、治疗的整体时长等都需要外科、内科、放疗科医生共同参与制订方案。

116. 哪些患者适合围手术期靶向治疗？

靶向治疗是根据肿瘤组织的基因检测结果，找到合适的治疗靶点，给予靶向药物治疗。靶向治疗多数为口服药物，治疗方式简单、副作用较化疗小，并且疗效更佳，是肺癌治疗的重要手段。目前已将靶向治疗用于围手术期肺癌患者，即手术前或手术后给予靶向治疗，从而达到术前缩小肿瘤或术后减少肿瘤复发的目的。适合围手术期靶向治疗的患者首先要做肿瘤组织的基因检测，找到合适的靶向药物，一般选择Ⅱ～Ⅲ期的肺腺癌，部分ⅠB期患者术后也可进行靶向治疗，具体由临床医生根据肿瘤的分期和可切除性，决定靶向治疗方案。

117. 哪些患者适合围手术期免疫治疗？

免疫治疗是目前肺癌药物治疗的重要方法，其作用原理是使人体的免疫细胞重新识别和杀伤肿瘤细胞，常用的免疫治疗药物是PD-1和PD-L1单抗，多为静脉输注药物，种类较多，可单药使用，更多情况下是和化疗药物一起使用。在肺癌的围手术期，目前对于分期为局部晚期肿瘤，尤其是中心型鳞癌和基因检测阴性的局部进展期肺腺癌，可使用化疗联合免疫治疗2～4周期，达到缩小肿瘤并降低期别的目的，然后再行手术切除。而对于手术后病理分期为Ⅱ～Ⅲ期的肺癌患者，经肿瘤病理免疫组织化学染色筛选，部分患者也可考虑术后免疫治疗1年。临床研究还探讨了术前与术后均需要接受一定时间的免疫治疗的模式。具体治疗方案可咨询手术医生或肿瘤内科医生。

118. 肺小结节如何处理，哪些患者需要手术？

随着体检胸部CT的筛查日益增多，越来越多的肺部小结节被人们发现，而这些小结节如何处理成为困扰患者的难题。一般来讲，8mm以下的小结节，尤其是5mm以下的微小结节，建议暂观察，

8mm以上的结节有潜在的手术指征，但并非都需要手术切除，还应根据病灶的实性成分多少（纯磨玻璃结节、混杂磨玻璃结节还是实性结节）、病灶直径（8～10mm、10～15mm或＞15mm）、病灶位置（位于外周、牵拉胸膜还是靠近肺门区）、病灶观察时间（首次发现、观察3～6个月还是1年以上）、病灶进展情况（长时间无进展、缓慢进展还是明显增大变实）、患者年龄（＜50岁、＜70岁或＞75岁）、一般身体情况（既往体健还是合并较多疾病，甚至合并有其他肿瘤），以及患者个人手术意愿等多个因素综合考虑，因为肺小结节本身缺乏术前病理诊断，手术切除有明确诊断的作用，但也可能并不使患者获益，而不同医生对手术指征的把握也不尽相同，所以发现肺小结节不应过于紧张焦虑，急于手术切除，建议遵循专科医生的意见，酌情完成短期随诊观察和抗炎治疗等过程，在医生的专业指导下决定是否手术切除。

（二）放 疗

119. 什么是放疗？

简单来说，放疗就是利用放射线能杀死肿瘤细胞的基本原理来治疗肿瘤。目前，用来治疗肿瘤的放射线主要有高能量的X射线、高能量的电子射线（β射线）以及最常用来做近距离治疗的伽马射线（γ射线）。这些射线进入肿瘤内通过损伤肿瘤细胞核内的DNA，导致肿瘤细胞死亡，从而达到治疗肿瘤的目的。

120. 放疗和核辐射有关系吗？

生活中我们会经常听到"核辐射"这个词，比较熟悉的有第二次世界大战期间在日本广岛和长崎爆炸的原子弹造成的核辐射，2011年发生在日本福岛核电站泄漏产生的核辐射，以及苏联时期切尔诺贝利核电站爆炸事件导致的核辐射。这些核辐射造成了严重的环境污染，导致很多人死亡，幸存者中许多人后来患了肿瘤。这些事件都令人心生恐怖，以至于有些人谈"核"色变。

放疗的射线和核辐射完全是两码事，首先它的辐射源与核电站或原子弹不同。其次，医疗上的放射线和放射源都是可控的，它的储存、应用都有严格的管理制度保证安全，不会对患者、操作人员以及公众产生类似核辐射的危险。此外，目前大多数肿瘤治疗中心应用的放疗外照射机器都是直线加速器，只有在接通电源的情况下才产生射线，而且这些射线受到非常好的控制，操作人员、公众都是非常安全的。当然，在需要接触这些射线时，操作人员会告诉患者如何进行必要的防护。所以，大可不必在医生告知需要进行放疗时而感到紧张和害怕。

121. 常规放疗技术指的是什么？ 存在哪些问题？

常规放疗技术也称二维放疗技术，已经应用了近100年，现在欠发达国家医院仍在使用。这种技术较为简单，直线加速器对其所产生的X射线的调控通过一对或两对准直器来实现，照射范围只能进行长和宽的调节，也就是说只能产生不同大小的长方形和/或正方形照射野[1]。而其定位技术也是采用常规模拟机，简单说就像拍胸部 X 线正、侧位片一样，将需要治疗的部位拍一张正面像和一张侧面像。在这两张定位片上，医生看到的肿瘤与周围组织的关系是由投影所构成的，真正的关系无法在放疗中体现。医生在这两张照片上将肿瘤和需要照射的范围画出来。但肿瘤生长的范围并不规则，而加速器产生的照射野只能是长方形或正方形，为了适应不同形状肿瘤的治疗，放疗学家想出了用铅块挡掉不需要的射线的方法。由于只能在正、侧位两个方向上对照射野进行修饰，所以我们把它称为"二维放疗技术"。从临床实践结果来看，常规放疗技术可以治疗肿瘤，但是在杀灭肿瘤的同时大量的正常组织也受到损害，导致了相应的放疗并发症，甚至有些放疗晚期并发症非常严重，对患者生活质量的影响比较大。同时，由于肿瘤形状的不规则与正常组织有重叠，为了避免产生不能接受的并发症，有时不得不减少照射剂量，致使肿瘤组织无法获得足够的照射剂量而导致肿瘤局部控制率下降，导致肿瘤复发率的增加。

122. 什么是放疗的定位和CT模拟校位？

放疗利用射线杀死肿瘤，非常重要的一点是需要知道肿瘤在身体的哪个部位，周围有些什么样的结构，他们和肿瘤组织是什么样的相对位置关系？其中哪些是非常重要的，是必须要保护的，患者采用什么样的体位比较舒服，而且适合放疗的要求，用什么方法固定能够保证患者在每次治疗时的位置一致，了解这些内容的过程就是定位的过程。定位方法有两种：一种是常规模拟机定位，另一种是CT模拟机

1　照射野：在患者接受放疗前，医生会通过CT扫描进行病灶部位定位，通过电子计算机计算、规划后会在患者身体表面划定一个将要进行放疗的照射范围，这个被划定的区域称为照射野。

定位。常规模拟机定位获得的是患者需照射部位的正、侧位影像；而CT模拟机定位获得的是患者需照射部位的断层图像，再经过计算机处理后，可以获得整个需照射部位的三维立体图像，非常逼真地还原肿瘤和周围组织的关系。现在大多数放疗中心采用CT模拟机定位。

123. 放疗的流程是怎样的？

放疗是一个系统工程，需要做大量的工作，一般把整个放疗过程分成三个阶段：第一阶段为准备阶段，第二阶段是放疗计划设计阶段，第三阶段是放疗的执行阶段。

（1）准备阶段：确定肿瘤分期，明确肿瘤范围。做好放疗前准备工作，如头颈部放疗前需做口腔处理，肿瘤合并有感染者也需要控制感染，如全身应用抗生素或局部双氧水漱口等。如果有其他影响放疗的合并症也需要先治疗纠正。

（2）计划设计阶段：完成患者CT模拟机定位、靶区勾画和放疗计划的计算，放疗计划的验证。

（3）执行阶段：放疗开始执行，每周需要对治疗位置是否正确进行验证，并对患者的肿瘤和正常组织进行检查，观察疗效，如有反应给予相应的处理。

124. 什么是放疗计划设计？

简单地说，放疗计划就是物理师设定如何利用射线来满足医生规定的靶区和正常组织所接受的剂量要求的过程。

放疗计划尤其是调强放疗计划的设计是一个非常复杂的过程。需要有经验非常丰富的专业人员和先进的计算机计划系统。现在的计划系统大多是逆向设计计划，在强大的计算机系统的辅助下制订出最优的计划，最大程度地满足对肿瘤照射剂量的要求和对正常组织的保护。

125. 什么是调强放疗技术？

近些年新开发的调强放疗技术能够解决对肿瘤照射剂量的要求及保护正常组织。调强放疗需要用高级计算机来控制加速器的多叶光栅中的每一个叶片，在治疗过程中，这些多叶光栅的叶片可以独立运动。在完成一次治疗之后，可以同时给予不同区域所需要的不同剂量，这就是剂量强度调节，简称调强，适形在这个技术中是基本条件。有了能够做调强适形放疗的加速器，还需要解决照射野方向的问题，这需要功能强大的计算机计划系统从各个方向上去计算，从中挑出最好的照射野方向，这称为"逆向调强放疗计划"。通俗地讲，先确定肿瘤治疗的剂量，让计算机帮我们选择治疗的最佳照射野的方向以及各个方向上最佳的剂量。由此可以看出，调强放疗技术比三维适形放疗技术要求更高，肿瘤所接受的照射剂量分布更加适形，更容易得到足够的控制剂量，同时对正常组织保护也更好，患者获益也更多。

126. 调强放疗为什么准备时间较长？

调强放疗技术先进，但也非常复杂，对设备、医生都有很高的要求。调强放疗是非常精确的治疗，也就是说，哪里有肿瘤就需要照射到那里。因此，医生要花大量的时间和精力去搞清楚哪里有肿瘤，这需要有高超的技术、丰富的专业知识和临床经验。医生需要花时间对患者病变部位的CT/MRI图像进行仔细地阅读、测量，明确肿瘤生长在哪个部位，破坏了哪些结构和组织。在明确肿瘤的范围和淋巴结转移的状态后，医生要确定哪些地方需要照射和保护，这就是医生通常说的画靶区工作，医生需要在患者的定位CT图像上画靶区，并在每一层把需要照射的肿瘤组织、需要保护的正常组织都勾画出来，在一个层面上有时需要画十几种结构，这也需要大量的时间。在靶区勾画完成后，还需要物理师根据医生的要求设计出照射方案，也就是通常所说的放疗计划，这个过程中需要处理的参数有上万个，目前非常先进的计算机计算一遍也需要几十分钟的时间，而一个计划通常需要计算很多遍。例如，对高要求的计划，物理师会先对同一个患者做10个以上的计划，然后从中优选出最好、最满意的计划以供医生评价和选择。在最好的计划被物理师和医生选中后，还需要在假人身上先检验一遍，进行剂量检查，观察是否真的如计划所显示的一样，这个过程称计划验证，只有通过了验证的计划才能用来给患者实施治疗。

由此可以看出调强放疗技术的先进性和复杂性，就不难理解为何需要等待较长的时间。只有把靶区画准确，计划做好，才能收到最佳的效果。中国有句古话"磨刀不误砍柴工"就很形象地说明了这种等待是非常必要的。

127. 什么是体部立体定向放疗？

调强放疗技术虽然可以达到不同的剂量强度并适应不同的肿瘤形

状，但由于肺的呼吸运动及其周围存在的心脏、气管、大血管等重要组织脏器，单次放疗剂量过高会导致严重且不可逆的损伤，制约了放疗的疗效。近10年来，随着放疗技术的进展，肺癌的放疗变得更加精确。目前的四维CT定位技术可以将呼吸过程中肿瘤的轨迹完全记录下来，并且在治疗过程中实时验证肿瘤的位置。同时最新的放疗设备可以在肿瘤边缘快速地让放疗剂量降低，避免周围的组织损伤。这使医生可以对肺部肿瘤进行单次剂量更高的消融性放疗，得到更好的疗效。体部立体定向放疗主要针对早期肺癌或孤立的肺部转移病灶进行治疗。早期肺癌的最佳治疗方案是根治性手术。但有部分早期肺癌患者因合并有其他疾病不适合手术，还有一部分患者因对手术极度恐惧而拒绝接受手术，都可以选择体部立体定向放疗技术进行治疗。这种最新的治疗技术的疗效优于传统的常规放疗，治愈率接近根治性手术。

128. 应用放疗根治肿瘤需要满足哪些条件？

放疗杀死肿瘤细胞，治愈肿瘤需要满足以下几个条件：①治疗的位置要准确。②照射肿瘤的放射剂量要足够。③照射肿瘤的放射剂量分布适宜；④对身体正常的组织要有很好的保护。以上这几点也是放疗肿瘤的基本原则。放疗医生从放疗学科建立之初就认识到了这几点，而且一直在努力地实现这些目标。但是，由于机器制造技术和计算机控制技术的限制，放疗经历了常规放疗技术、三维适形放疗技术、调强放疗技术、图像引导调强放疗技术和体部立体定向放疗技术等阶段。而且，这种进步是加速发展的，常规放疗技术已经有100多年的历史了，最近二十年，后4种技术迅速发展，并且在世界范围内迅速推广。

129. 哪些患者不能耐受放疗？

在以下两种情况下医生会认为患者不能耐受根治性放疗[1]：患者的自身情况差，体能状况评分小于60分；患者伴有严重的内科疾病，而且疾病本身比肿瘤对生命更具有威胁时，如严重的心、脑血管疾病等。

130. 放疗适合哪些肺癌患者？

经过近几十年放疗理论和技术的迅速发展，目前放疗已经在肺癌的治疗中占有非常重要的地位。具体如下。①早期无法手术、拒绝手术的患者行立体定向放疗。②目前已经有多项研究表明，长期生存率和局控率不劣于手术治疗。③已手术的非小细胞肺癌患者如有以下情况：术后病理证实切缘阳性，多组纵隔淋巴结转移或转移淋巴结外膜受侵；局部晚期非小细胞肺癌患者；局限期小细胞肺癌患者以及全身情况控制良好的广泛期小细胞肺癌患者；合并脑转移、骨转移等晚期肺癌患者的姑息性放疗。

131. 什么是术前放疗或术前同步放化疗？

有一部分肿瘤体积较大（通常称局部晚期），有些肿瘤的生长部位影响手术实施，尽管手术能够切除肿瘤，但往往出现手术切缘离肿

---

1 根治性放疗：能达到治愈肿瘤的目的，患者接受放疗后有希望获得长期生存的结果。

瘤的安全距离不够，或是组织缺损非常大，严重影响患者的美容、外观及重要功能，如说话、吞咽食物、看东西等。对于这些情况肿瘤综合治疗组会提出讨论，利用放疗能够使肿瘤缩小甚至根治肿瘤，先行放疗，以缩小肿瘤，提高手术切除率。放疗能够降低肿瘤细胞活性，减少手术中肿瘤细胞种植[1]的概率，提高生存率，提高器官功能保全概率。

近些年，化疗的作用在某些肿瘤中得到重新评估，如对于肺癌术前同步化疗比单纯术前放疗可能效果更好。是否实施术前放疗或术前同步放化疗需要视具体肿瘤情况而决定。

132. 小细胞肺癌什么时候开始放疗？

放疗对于小细胞肺癌患者的帮助主要体现在局限期患者。局限期小细胞肺癌指病变可被一个能耐受的放疗方案全部包含在内。主要治疗方式是放化疗联合，首选同步放化疗。但对于病变范围较大，而不能直接放疗的情况下，可以先行 1 ～ 2 个周期化疗，待肿瘤获得一定程度缩小后再进行同步放化疗，以尽可能降低放疗对正常组织的照射剂量，减少毒性反应。目前研究认为，在患者一般情况允许下，放疗加入综合治疗越早对小细胞肺癌患者越有利。对于广泛期小细胞肺癌患者，放疗的加入时机不能一概而论，需要根据患者化疗后的疗效情况判定。

---

1 种植：体腔内器官的恶性肿瘤侵及器官表面时，瘤细胞可以脱落，像播种一样种植在体腔内其他部位而形成的转移性肿瘤病灶。

133. 为什么部分小细胞肺癌还需要预防性脑照射?

预防性脑照射(prophylactic cranial irradiation,PCI),主要适用于小细胞肺癌。预防性脑照射的原因是:目前较强证据显示该组人群放化疗结束后接受PCI能够降低脑转移的风险,并且能够延长生存时间。小细胞肺癌PCI的适用人群为治疗后肿瘤完全消失或者缩小30%以上的局限期小细胞肺癌患者,通常PCI需2~3周时间。对于广泛期小细胞肺癌患者经治疗全身控制良好,可根据病情选择是否行PCI。非小细胞肺癌,PCI疗效不肯定,目前不建议行PCI。

134. 放疗过程中会出现哪些身体反应?

放疗过程中身体出现的反应有全身和照射局部反应两种。全身反应包括恶心、食欲下降、疲乏,有时候会出现白细胞血小板的下降。局部反应则与照射部位有关,如照射部位的皮肤反应。因具体病变、照射范围、患者身体情况不同,出现的局部反应、轻重程度也不相同,不能一概而论。如照射胸部可能会导致肺炎、气管炎、食管炎等并发疾病的发生。

135. 放疗中肺癌患者如何配合治疗?

肺癌患者在治疗开始后仍要与医生积极沟通、配合,以确保按照预期完成治疗,以下几个方面尤为重要。

(1)医生每天查房时向其汇报过去一天的治疗情况。

（2）如有任何不适及时与医生沟通，医生的解答和相关的处理会非常有帮助。

（3）每周至少完成一次血液检查，并监测体重。

（4）听从医生的建议，勿擅自处理各种不适。

136. 放疗期间不想吃饭怎么办？

放疗的全身反应中会出现食欲下降，严重时见到饭菜就想吐（这种情况少见）。还有些患者放疗过程中需要接受化疗，这还会加重全身反应。这种情况下，首先，要从思想上战胜自己，树立克服困难的信心。其次，医生会给予一些改善食欲、减轻放疗/化疗副作用的药物。最后，经常变换食物的种类和口味，从感官上增加食欲。

137. 放疗中营养支持为什么特别重要？ 放疗中什么食物不能吃？

放疗时间长，受到照射的组织较多，如胸部肿瘤放疗时会出现食管炎等症状。同时，放疗的全身反应还有食欲下降，这种情况下患者吃不下饭，导致营养不佳。营养不足的危害非常大，主要表现在身体合成红细胞、血红蛋白的原料减少，出现贫血。贫血会引起血液运送氧气的能力下降，肿瘤因此而缺氧，而缺氧的肿瘤细胞对放射线非常抗拒，从而影响疗效。由于营养欠佳，身体抵抗力下降，易感染、感冒等，甚至需要中断放疗而影响疗效。身体免疫力下降后，抵御肿瘤细胞侵袭的能力下降，容易出现远处转移，总体治疗效果下降。由于营养不良，会出现体重下降，造成肿瘤与周围健康的组织的相对关系发生改变，导致肿瘤和正常组织的放疗剂量与事先计划的剂量不一致，从而造成肿瘤控制率下降或正常组织损伤加重。因此，接受放疗的患者在治疗过程中以及治疗后一段时间（急性反应恢复期）的营养支持非常重要，患者一定要克服困难，尽可能保持体重。

放疗过程中，对食物的种类没有特殊要求，以高蛋白、易消化和易吸收的食物为主，一般忌食辛辣食物。对胸部肿瘤患者，食物要求软，不宜吃带骨和坚硬食物，以免损伤口腔或食管黏膜，加重放疗反应等。

138. 置入营养管影响放疗吗？

通常情况下置入营养管对放疗的疗效没有影响，而且由于置入了营养管，营养供应得到了保证，患者身体情况会改善，抵抗力会增强，有提高疗效的作用。

139. 放疗期间白细胞减少需要停止治疗吗？

放疗期间白细胞下降的情况比较常见，但多数患者白细胞下降的程度都比较轻微，而且下降过程也比较缓慢，对治疗的影响较小。还有些患者在放疗前或者放疗期间同时接受化疗，这种情况下对血常规影响较大，有时会出现Ⅲ～Ⅳ度的骨髓抑制，白细胞数会降至很低。此时，医生会给予药物治疗，患者也要加强营养供给，尽快恢复白细胞/血小板的水平，纠正贫血状况。如果血液学毒性达到Ⅳ级应该停止放疗，并使血常规尽快恢复，同时避免感染。

140. 接受放疗期间能和亲人接触吗？

肿瘤不是传染病，不会传染给周围的人。体外照射的放射线以及后装放疗[1]的放射线不会在患者体内存留，也不会发生辐射污染。接受放疗的患者可以和亲人接触，而且与亲人在一起会让患者感受到亲情，充满温暖，增强战胜疾病的信心。

141. 什么是放射性肺损伤？

放射性肺损伤是胸部肿瘤放疗常见并发症之一，发生率为30%～37%，如果包含有影像学等征象而且无明显临床表现者，这一比例可高达39%～95%（平均73%）。放射性肺损伤包括放射性间质性肺炎及后期发生的放射性肺纤维化。诊断依据包括：有接受放射性治疗的病史，发热、咳嗽、胸闷等临床表现，可伴发放射性食管炎，皮肤及肋骨的损伤，胸部影像学的异常表现。

142. 如何治疗放射性肺炎？

（1）吸氧、祛痰、应用支气管扩张剂。

（2）应用肾上腺皮质激素：泼尼松（强的松）每天30～60mg，2～4周减量。

（3）可酌情应用抗生素。

1　后装放疗：主要用于针对宫颈癌、子宫内膜癌的放疗。先将布放射源的容器放入阴道、子宫或肿瘤内，再将放射源通过管子送入容器内而达到宫颈、子宫等部位进行的放疗。

（4）阻止肺纤维化形成。

（5）中医中药治疗：宜益气养阴，清热解毒，宣肺止嗽，活血化瘀。

143. 什么是放射性食管炎？

放射性食管炎常发生于肺癌及纵隔等胸部恶性肿瘤的放疗过程中或之后，可引起食管神经肌肉的损伤，导致食管蠕动减弱甚至消失。放射线量越大，食管损伤越明显。

放射线本身的电离作用可使食管上皮细胞损伤、坏死，食管蠕动减慢，有害物质通过食管的时间延长，加重了食管损伤；放疗还可引起机体白细胞减少，免疫力降低，从而引起食管感染，出现炎症性改变。一般来讲，放射性食管炎会有以下典型的症状：吞咽疼痛或胸骨后疼痛，常于放疗后1周或数周内出现，一般症状较轻；严重者可出现胸部剧痛、发热、呛咳、呼吸困难、呕吐、呕血等。

144. 如何处理放射性食管炎？

放射性食管炎指由于放射线对于食管黏膜的损伤而正常组织没有完全修复，导致患者出现以吞咽不顺、吞咽疼痛甚至完全无法进食为主要症状的并发疾病。在放疗最初、放疗20Gy、放疗40Gy以及放疗后程都会出现。

轻度吞咽不顺的患者可以口服润喉片，饮用清热解毒的胖大海、金银花、冰糖等混合冲剂。重度影响进食，患者需要在医生指导下完成相关药物治疗。放射性食管反应绝大部分在放疗结束后3周可缓解。

145. 照射区域皮肤会有哪些变化？

放疗期间，照射区皮肤因射线影响会出现一定的放疗反应。其反应程度与照射剂量、照射面积、部位等因素有关。一般在放疗开始2～3周出现，接受治疗范围的皮肤会变红，像暴晒后的反应，皮肤出现干燥、发痒、轻微红斑、毛发脱落等情况。随着放疗继续，症状会逐渐加重，如色素沉着、干性脱皮[1]、红斑区域皮肤疼痛，部分患者发展为皮肤皱褶处出现湿性脱皮。不过，在放疗开始前医生和护士会介绍照射区皮肤保护的相关知识。

146. 放疗期间如何保护患者的皮肤？

放疗期间可通过以下几个方面保护好照射野皮肤：①要保持照射野皮肤清洁、干燥，减少物理及化学性的刺激。②可用清水温和的清洗。③避免用碱性肥皂，更不能按摩和用力揉搓。④避免使用酒精、碘伏、胶布及化妆品。⑤避免冷、热的刺激。⑥充分暴露照射部位的皮肤，不要覆盖或包扎，如出现瘙痒不要抓挠，避免人为因素加重反应程度。⑦当皮肤出现脱皮或结痂时，请不要剥离。⑧剃毛发时要使用电动剃须刀，避免造成局部损伤。

147. 放疗期间患者能洗澡吗？ 有哪些注意事项？

放疗期间患者可以洗澡。应使用比较温和的沐浴液，并注意保护

1　干性脱皮：是指皮肤的轻度放疗反应，表现为受到照射部位的皮肤出现鳞屑样的表皮脱落，脱落处皮肤干燥，没有渗出。

好医生在患者皮肤上画的标记，标记线会随着时间逐渐变淡。尤其在夏天，更容易不易识别。患者在洗澡前先看看标记线是否清楚，如果不清楚应找医生重新画一下然后再洗澡。洗澡时动作要轻柔，不要用力揉搓放疗区域的皮肤，水温不宜过高。

148. 放疗期间患者应如何穿着？

放疗期间建议患者穿柔软宽松、吸湿性强的纯棉类内衣；避免穿着粗糙及化纤类衣物，以减少照射区域皮肤的摩擦和刺激。颈部接受放疗最好穿无领开衫，便于穿脱；勿穿立领衬衫，男士不宜打领带，以减少颈部皮肤摩擦刺激。因照射区皮肤非常敏感，应避免强烈的阳光暴晒及冷风吹袭，患者在外出时注意防晒（遮阳伞）和保暖（柔软围巾）。总之，放疗后皮肤会比以前脆弱得多，需要长期特别呵护。

149. 放疗会引起脱发吗？

头颈部接受放疗，其范围内的毛发会发生脱落，通常在治疗开始2周后逐渐出现，大部分脱发只是暂时的。患者不用担心，一般治疗结束后2～3个月毛发会逐渐长出。

150. 有糖尿病的患者会增加放疗的风险吗？

很多患者在诊断癌症时合并有糖尿病，那么糖尿病会影响放疗疗效吗？会增加放疗副作用吗？

回答是一般不会影响放疗疗效。糖尿病是能控制的，有些患者患糖尿病多年，一直控制得很好，即使是刚刚诊断的糖尿病，也有办法把血糖控制在正常范围内。糖尿病患者的正常组织对放疗较为敏感，放疗反应可能稍重。医生在治疗过程中会密切关注患者的反应，给予积极的处理，保障患者能够顺利完成治疗。有血糖仪的患者可以增加监测血糖的频率，及时了解血糖控制情况，并告诉医生，协助控制好血糖。

151. 放疗后的日常生活需要注意什么？

肿瘤患者接受治疗后的日常生活中应注意以下几点。

（1）保持良好的心态和积极的生活态度，相信自己能够康复和彻底战胜肿瘤。

（2）保持良好的生活习惯，正常作息，不过度疲劳。

（3）坚持适当锻炼，强度以不感到疲劳为原则。

（4）加强功能锻炼。

（5）定期到医院进行复查。

152. 放疗中为什么要进行中期疗效评价？

肿瘤放疗的疗效与几种因素有关，一是肿瘤本身的因素，如肿瘤病程的早晚、肿瘤生长方式、破坏了哪些结构，与重要组织（如脑干、脊髓、眼睛、视神经等）的关系以及肿瘤对放疗和化疗的敏感性等。二是患者因素，患者的身体强壮与否、年龄、有没有合并症、能不能耐受放疗等。三是治疗相关因素，如治疗的位置是否准确、剂量是否充足、放疗是否有调整的可能。对患者来说，第一、第二以及第三种因素的前部分基本上是固定的。放疗有三个主要影响疗效的因素，即总剂量（控制肿瘤需要的剂量）、分次剂量（每天照射的剂量）和总的治疗时间（治疗天数）。他们的关系是总剂量＝分次剂量×总的治疗时间。从这个关系来看，如果总剂量确定了，其余两个因素中只要有一个改变，另一个就会跟着改变。总剂量与肿瘤的期别、大小（体积）有关，通常在治疗前会确定好。那么，分次剂量的大小对肿瘤的影响关系有多大？需不需要调整？调整的依据是什么？一般来讲，对放射抗拒的肿瘤，分次剂量大一点效果较好，当然不能无限大，以免伤及周围正常组织。

怎样判断肿瘤对放疗抗拒或是敏感，目前还没有绝对准确的办法在治疗前就测定出肿瘤对放射是否敏感，有些方法可以提供参考。"实践是检验真理的唯一标准"。肿瘤治疗了一段时间后，根据肿瘤缩小的情况可以帮助判断是否敏感，为了保证放疗方案可行，在放疗4～5周时进行中期疗效评价就显得非常重要了，中期疗效评价可以帮助确定患者是否需要调整单次剂量，甚至能预测治疗结束时是否有肿瘤残存的可能，是否需要增加照射剂量。还有一种情况，肿瘤在治疗前非常大，而且对放疗比较敏感，这些变化从每周一次的体格检查中能够初步看出来，这种情况更有必要进行中期疗效评价，甚至更早些时候的疗效评价。根据具体情况做适当调整，有助于更加准确地照射肿瘤，更好地保护正常组织，使患者获得更好的疗效和较高的生活质量。

153. 放疗后如何复查？

肿瘤患者接受放疗后须要定期复查，其具体要求是：一般在放疗后1个月复查，观察肿瘤缓解情况和正常组织恢复情况，以后2年内每3个月复查一次，2年以后每半年复查一次，5年以后每1年复查一次。有复发征兆或异常情况出现时，应及时到医院进行复查。复查的项目与治疗时的检查项目基本一致，有特殊提示时会给予一些特殊的检查。

154. 局部晚期非小细胞肺癌放疗后多久可以免疫治疗？

局部晚期非小细胞肺癌患者经过放疗后进行免疫治疗可以有效降低复发率，提高治疗疗效。根据临床研究的结果，建议患者在放疗后2周内尽快开始免疫治疗。但考虑到部分患者在放疗后2周时仍然存在咳嗽、吞咽不顺等不良反应，可根据患者治疗不良反应调整免疫治疗开始的时间。一般在患者从放疗不良反应中恢复，常规放疗后复查没有明显异常的情况下即可开始免疫治疗。若患者不良反应较重，恢复时间较长，免疫治疗开始时间可适当延后至放疗后3个月内。

155. 广泛期小细胞肺癌免疫治疗期间可以放疗吗？

广泛期小细胞肺癌经化疗和免疫治疗后疗效较好的患者，可行脑预防放疗和胸部放疗。目前尚未发现免疫治疗和脑放疗同时进行会显著增加不良反应。且脑放疗时间较短，一般为2～3周，可以在免疫治疗期间进行。胸部放疗一般需要3～6周，在此期间可能会有放射性肺炎的风险。如果同时进行免疫治疗，可能会增加肺炎的风险。所以建议在胸部放疗期间暂停免疫治疗，待放疗结束身体恢复后再开始免疫治疗。

156. 晚期非小细胞肺癌患者什么时候适合放疗？

晚期非小细胞肺癌患者经过全身治疗后达到疾病控制缓解的状态时，建议对肺部原发病灶及转移病灶进行放疗。一方面，由于晚期患者病灶已扩散至全身，药物治疗不足可能会导致肿瘤控制不佳。另一方面，药物治疗的过程中肿瘤可能会产生耐药性，如果不能"乘胜追击"加入放疗，一旦肿瘤耐药后可能出现疾病进展。最佳的放疗时机需要肿瘤内科及肿瘤放疗科医生综合进行判断。一般来说，肿瘤消退明显，转移病灶数量和转移器官少的患者，放疗有更好的效果。

157. 什么情况需要脑放疗？

由于血脑屏障会阻碍部分化疗药物进入颅内，造成药物浓度不足，所以药物治疗对脑转移病灶的效果可能不如肺部或其他位置的病灶。这时脑放疗会在一定程度上补充药物治疗的不足。非小细胞肺癌无症状脑转移的患者需要根据脑部病灶大小、药物治疗疗效来综合判断脑放疗的时机。而有症状的脑转移患者一般都需要及时进行脑放疗。非小细胞肺癌的脑放疗方案目前分为两种，一种是传统的全脑放疗，另一种是只针对转移病灶的立体定向放疗。需要根据转移病灶的数目决定。大于10处转移灶的一般需要进行全脑放疗，小于5处转移灶一般采用立体定向放疗，5 ～ 10处转移灶医生综合考虑。小细胞肺癌脑转移患者由于目前没有靶向治疗药物，且常见多发病灶，所以一般都进行全脑放疗。在全脑放疗的基础上，转移病灶较少的患者可再行立体定向放疗巩固疗效。

158. 什么情况需要骨放疗？

肺癌患者经常出现骨转移。骨转移主要的症状是疼痛和病理性骨折。放疗对于骨转移疼痛的控制效果很好。所以如果有明显疼痛的骨转移，建议进行放疗。由于骨转移病灶可能会破坏骨质，被破坏的骨可能会出现骨折，严重影响患者生活质量，且会造成其他风险。所以对于脊柱、骨盆、股骨等身体承重骨的转移，即使没有出现症状，也建议尽早进行放疗。

159. 晚期非小细胞肺癌患者口服靶向药物期间什么时候适合放疗？

驱动基因阳性的非小细胞肺癌患者口服靶向药物一段时间后可能出现肿瘤耐药的情况，一般表现为之前控制良好的肿瘤再次出现增大。在这个时候就需要对增大的病灶进行放疗。近些年发现，在靶向治疗达到最佳疗效时就进行放疗可能有更好的效果。因为此时肿瘤体积小，放疗范围也比较小，不良反应较轻，同时避免了肿瘤耐药后出现快速的疾病进展，失去放疗机会。所以放疗的时机也需要放疗科医生与肿瘤内科医生根据患者的情况更有针对性的决策。

160. 肺癌患者术后什么时候需要放疗？

非小细胞肺癌患者一般根据术后病理结果进行后续治疗的选择。如果手术没有完全切除肿瘤，手术切缘阳性或淋巴结包膜受侵，术后需要补充放疗。手术切除的淋巴结较少、淋巴结清扫不够的患者也建议进行术后放疗。对于手术完整切除的患者，如果存在多组淋巴结转移或淋巴结包膜受侵，这可能有较高的复发率，可根据放疗科医生的建议考虑进行术后放疗。早期小细胞肺癌患者术后不需要进行放疗，但若术后病理结果有淋巴结转移的患者，建议术后补充放疗。术后放疗一般在手术后的 1 ～ 3 个月进行。如果术后需要进行辅助化疗，则一般在化疗后进行术后放疗。

（三）内 科 治 疗

161. 什么是化疗？

化疗是化学药物治疗的简称。化疗药物能通过直接破坏肿瘤细胞的结构或抑制肿瘤细胞的增殖，达到杀灭肿瘤细胞或抑制肿瘤细胞生长的目的。化疗和手术、放疗并称癌症经典的三大治疗手段。手术和放疗属于局部治疗，而化疗是一种全身治疗。化疗药物能遍布全身大部分器官和组织，对正常细胞和机体免疫功能等也有一定程度的损伤，可导致机体出现不良反应。

162. 抗肿瘤化疗药物有哪几类？

按照作用机制抗肿瘤化疗药物通常分为六大类。

（1）烷化剂类：此类药物是第一类用于肿瘤治疗的化疗药物，作用于DNA，导致肿瘤细胞死亡。如氮芥、卡莫司汀（卡氮芥）、洛莫司汀（环己亚硝脲）、环磷酰胺、白消安（马利兰）等。

（2）抗代谢类：此类药物化学结构与正常机体代谢物质相似，竞争性干扰核酸合成，阻止肿瘤细胞分裂增殖，如氟尿嘧啶、甲氨蝶呤、阿糖胞苷、环胞苷、巯基嘌呤、吉西他滨、培美曲塞等。

（3）抗生素类：有抗肿瘤作用的抗生素类药物，如放线菌素D、柔红霉素、丝裂霉素、博来霉素、多柔比星（阿霉素）、表柔比星、平阳霉素等。

（4）生物碱类：主要通过干扰细胞内纺锤体的形成，使细胞停留在有丝分裂中期，如长春瑞滨、长春新碱、长春碱、依托泊苷、伊立替康、紫杉醇、多西他赛、羟基树碱等。

（5）激素类：此类药物能影响体内激素平衡发挥抗癌作用，但仅能治疗某些与内分泌有关的组织的肿瘤。常用的激素类抗肿瘤药物有他莫昔芬（三苯氧胺）、来曲唑、雌激素、黄体酮、雄激素、甲状腺素、地塞米松等。

（6）其他：不属于以上诸类，如甲基苄肼、羟基脲、顺铂、卡铂、奥沙利铂、门冬酰胺等。

163. 什么是化疗方案？

当医生给肿瘤患者实施化疗时，会针对不同的肿瘤类型、患者的身体状况和既往的治疗情况来选择合适的方案进行治疗，选择一种或几种化疗药物的联合应用称为化疗方案。

为什么要将几种药物联合应用呢？肿瘤细胞在其生长过程的各个时相会出现分裂、增殖，有的药物能对肿瘤细胞分裂、增殖过程的多个时期都发生作用，而有的药物则只对其中某一个时相发生作用。很显然针对肿瘤细胞采用联合使用多种化疗药物可以产生比单个药物更高的疗效，同时可以分散各个药物不同的不良反应。因此，医生会考虑药物对肿瘤细胞的杀伤力、药物的毒性及患者身体的耐受情况，选出最优的化疗方案进行治疗。

164. 应该如何选择进口药物和国产药物？

进口药物指由外国药企研发生产并进入中国市场的药品。国产药物指由中国大陆医药企业研发生产的药品。进口药物和国产药物都是经过国家药监局批准的正规药物，只要是同一种药物，其成分是一样的，理论上起的作用也应该是一样的。国产药物一部分属于仿制药，在仿制药品用于临床前，有关部门会嘱其进行试验比较国产药物与进口药物的疗效与不良反应，理论上没有明显差别。目前中国大陆医药企业自主研发了多种新型抗肿瘤药物，并非仿制药，临床研究数据结果疗效和不良反应都需要进行临床试验，评审结果通过后方能获批上市。有些药物甚至属于全球首创，还需在其他国家进行前瞻性临床研究后获得审批上市。临床实践中应该在与医生充分沟通协商后，根据患者病情、经济条件、医保报销比例、医院药物储备等来做出选择。

165. 医生建议化疗，是否说明癌症已经到晚期了？

需要化疗的患者不一定到了癌症晚期。肺癌患者不论早期或晚期，都有可能从化疗中获益，延长生存时间甚至是治愈。大部分非小细胞肺癌患者术后需要接受化疗，还有一些暂时不能手术的局部晚期非小细胞肺癌患者可以通过新辅助治疗使病灶缩小并获得手术机会，化疗能延长晚期肺癌患者生存时间。一部分做完手术、放疗的肺癌患者还需要接受化疗。所以说接受化疗并不代表患者已经到了晚期。

每个患者都需要视具体情况做个体化决策，在化疗方案的选择上应该听从医生的建议。关于肺癌化疗的疗效，虽然总体来说还不能令人满意，但还是逐渐取得了一些进步，部分肺癌通过包括化疗在内的综合治疗能够获得治愈的效果，部分情况下能够达到延长生存期、减轻患者痛苦、提高生活质量的目的。

166. 化疗是天天做吗？化疗周期是指一个星期吗？

化疗不需要天天做，化疗周期也不是指一个星期。由于化疗药物不仅会杀伤肿瘤细胞，而且对于正常的人体细胞和组织也会造成损害，因此化疗不能天天做。化疗周期的长短一般是根据化疗药物的代谢时间、药物副作用持续时间、肿瘤细胞的增殖周期和人体恢复规律来决定的，从给化疗药的第1天算起，至第21天或28天，即3～4周称为1个周期，而不是指一个星期。有个别药物在体内驻留的时间过长，所以每个周期时间就较长。

医生说的一个周期包括了用药的时间和其后的休息时间，用来让身体恢复或重建机体免疫功能，使各脏器功能得到充分恢复。

167. 什么是新辅助化疗（新辅助化疗联合免疫）？

新辅助化疗指在实施手术前所做的全身化疗（化疗联合免疫治疗），目的是使肿块缩小、尽早杀灭看不见的转移细胞，以利于后续的手术等治疗。新辅助化疗可能使不能手术的肿瘤患者获得手术机会，增加完整切除肿瘤可能性，了解患者的化疗药物，或化疗联合免疫方案敏感性，如果病理结果显示术前化疗后大部分的肿瘤细胞都被杀死，剩下的有活性的肿瘤不到10%，则预示着术前化疗联合免疫治疗后疗效显著，患者可能有较长时间的生存机会。但新辅助化疗也有风险，因为延后了手术时间，一些对新辅助化疗不敏感的患者可能有肿瘤进展的风险，反而失去手术机会，还有一些患者接受新辅助化疗后身体状况有一定程度下降，可能会增加手术期并发症的风险。

168. 新辅助化疗后患者什么时候可以接受手术治疗？

接受新辅助化疗后的患者能否进行手术治疗，需要重新通过影像学的一系列检查评估之后再确定。如果外科医生认为有手术可能性，需待患者血常规恢复正常后，即通常在新辅助化疗结束后的第3～4周进行手术治疗。

169. 什么是术后辅助化疗？

即使接受了根治性切除手术，甚至是扩大切除手术，术后仍有可能会出现肿瘤复发或转移，目前认为这部分患者在原发肿瘤未治疗前就已有肿瘤细胞播散于全身，其中一部分肿瘤细胞可能会被机体免疫系统消灭，但仍有少数肿瘤细胞残留于体内，在一定环境条件下会重新生长，成为复发根源。因此，在手术或放疗消除局部病灶后，若配合全身化疗，就有可能消灭体内残存的肿瘤细胞。这种在根治性手术后进行的化疗称为术后辅助化疗，目的是杀灭看不见的微转移病灶，减少复发或转移，提高治愈率，延长生存期。是否需要进行术后辅助化疗主要根据原发肿瘤的大小和淋巴结是否转移，以及是否存在复发或转移的高危因素[1]（如肿瘤分化差、存在脉管瘤栓等）来决定。不同类型肿瘤的标准不尽相同，部分患者术后辅助化疗后还可能需要放疗。随着免疫治疗的发展，对于PD-L1≥1%的Ⅱ～ⅢA期非小细胞肺癌，术后接受辅助化疗后再接受1年阿替丽珠单抗治疗则还可以使这些患者的生存期进一步延长。

170. 手术后多长时间开始进行化疗比较合适？

术后辅助化疗的时机主要取决于患者手术后恢复的快慢。由于手术恢复需要较长时间，肺癌患者也可在手术后4～6周开始化疗。但如果间隔时间太长，如超过4个月，那么术后辅助化疗的意义就不大明确了。如果肺癌患者术后身体状况较差，体力恢复不佳，每天休息时间超过12小时，生活大多靠别人照顾等，就不适合进行术后辅助化疗。有较严重并发疾病的患者也不太适合术后辅助化疗，因为这样的患者术后辅助化疗可能会增加非肿瘤病死率。

171. 什么是一线化疗？什么是二线化疗？

一线化疗是对于晚期或复发转移后的首轮全身药物治疗，一线化疗方案往往是经过长时间的临床研究验证，对于大多数患者来说，这

---

1 高危因素：是指患某种疾病危险性高的因素，该因素与疾病的发生有一定的因果关系，当消除该因素时，疾病的发生概率也随之下降。

三、治疗篇

时的治疗方案效果最好、副作用最小，且可以重复。但没有一种药物或治疗方法是永远有效的，几个周期一线化疗后如果无效，或耐药就不能继续使用当前治疗方案了。在第一种化疗无效之后更换的另一种化疗方案叫二线化疗方案。多数情况下，与一线相比，二线化疗方案或疗效低于一线。

172. 晚期肺癌患者化疗需要做几个周期？

晚期肿瘤患者通常是指出现远处转移的患者，晚期肿瘤不等于没有办法治疗。治疗晚期肿瘤的主要目的是延长患者的生存期、提高患者的生活质量。晚期肺癌患者首次含有铂类双药化疗方案在治疗有效的情况下通常需要进行4～6个周期，对于一些首次化疗得到良好缓解或没有进展的患者，如包含培美曲塞化疗或贝伐珠单抗或免疫治疗药物的情况下，建议在4～6周期去掉铂类药物进行维持治疗。

免疫治疗进入临床后，人们对化疗联合免疫治疗做了很多探索。目前明确的是，如果患者没有驱动基因突变，没有接受分子靶向治疗机会，与单纯化疗相比，化疗联合免疫治疗可以获得更长时间的生存，一般化疗联合免疫治疗4个周期后用免疫维持治疗共2年时间。

患者能够承受治疗的程度因人而异，应该与医生进行探讨，做好心理准备，配合治疗，争取达到最佳治疗效果。

173. 化疗时应注意哪些内容？

使用化疗药物前，患者及家属应该注意的问题很多。要积极配合医生的安排，争取获得最佳的治疗效果，并将不良反应控制在可以接受的范围之内。一般来讲化疗前患者应该保证规律作息，戒烟戒酒。不论是看体育赛事、打牌还是与人长谈、彻夜刷手机短视频都不应该，这会直接影响次日患者对药物的耐受性。此外，用化疗药物的同时可能会要求同时服用另外一些药物，如止吐药、抗过敏药、防水钠潴留（水肿）药物等，防止出现严重不良反应。化疗期间应进食富含营养、易于消化且富含纤维素的食物，如牛奶、鱼肉等，如果身体较弱或进食受影响的患者，可按照医嘱适当增加营养素口服或接受静脉营养支持。另外，化疗间歇期，需要按照医生的要求定期进行血液指标的检测，如血常规、肝肾功能等。如果是化疗联合免疫治疗的患者，还需要经常对免疫指标进行检查，及早发现一些萌芽，防止出现免疫相关性严重不良反应，所以经常和医生沟通，询问注意事项也是很有必要的。

174. 有必要做深静脉置管化疗吗？

随着化疗次数的增加，几乎所有患者都会出现输过液的血管颜色发暗，血管周围皮肤颜色变深，这是由于末梢血管的位置表浅、管径细小、血流速度缓慢，化疗药物反复多次经外周血管给药，使得化疗药物长时间停留局部刺激血管壁，使得血管壁变硬、弹性变差，这种情况下容易发生化疗药物的渗漏，腐蚀皮肤和周围组织，使血管及周围组织出现炎性疼痛，甚至坏死。这种损伤恢复极慢，容易影响和延误治疗，增加患者的痛苦。因此，深静脉置管广泛应用于肿瘤患者的化疗给药。

常用的深静脉置管有锁骨下静脉、外周血管置入中心静脉导管经上腔静脉给药和股静脉置管从下腔静脉给药。这些大静脉管腔大、血液流动快，可以迅速地将化疗药物带入血液循环，对血管刺激损伤相对较小。当然在置管的过程中还是会出现一些问题，如导管的有效维护、防止导管堵塞的通管以及长期放置导管可能引发感染等不良后果。所以在选择输液方式之前，患者一定要与主管医生和护士充分沟通，采取最适合的输液方式。

175. 化疗过程中会出现哪些不良反应？

化疗在抑制和杀死肿瘤细胞的同时，对人体某些正常组织细胞也有一定的毒性，化疗过程中常见不良反应包括但不限于以下几方面。

（1）全身一般反应：疲乏、虚弱、发热、头痛、肌肉关节疼痛等。

（2）药物输注相关/过敏反应：如寒战、发热、皮疹、皮肤潮红、瘙痒、剥脱性皮炎、低血压、血管性水肿、支气管痉挛、高血压、休克等。

（3）消化道反应：食欲减退、恶心、呕吐、腹泻、便秘、口腔溃疡、胃肠黏膜炎和味觉改变等。

（4）骨髓抑制：白细胞减少、中性粒细胞减少、血小板减少、贫血、再生障碍性贫血等。

（5）肝肾毒性：如转氨酶、胆红素、碱性磷酸酶、转肽酶异常，肾功能不全、蛋白尿等。

（6）代谢异常：血脂、血糖、电解质紊乱，淀粉酶升高、血蛋白质水平异常。

（7）神经毒性[1]：如头晕、头痛、手足麻木、感觉异常、视物模糊、听力障碍、嗜睡、失眠、共济失调、精神异常等；严重者可以引起肠麻痹，运动障碍。

（8）眼毒性：如结膜炎、眼睛功能异常、视力敏度降低、视野异常和视神经炎等。

（9）心脏毒性：如胸闷、心悸、心律失常、心功能下降、心肌缺血、心电图异常等。

（10）肺毒性：咳嗽、胸痛、呼吸困难、非感染性肺炎等。

（11）输注部分反应：部分化疗药物局部刺激性较强，可引起静脉炎；外渗或外漏后可能造成局部组织损伤，严重者可引起蜂窝织炎、组织坏死和纤维化。

（12）皮肤毒性：脱发、手足皮肤反应、皮肤黏膜色素沉着、皮疹、瘙痒、指甲改变、甲沟炎等。

176. 是不是化疗的副作用越大疗效越好？

只要做化疗，其副作用几乎不可避免，但不能根据化疗副作用的程度来判断化疗效果。并不是化疗反应越大效果越好，不是化疗副作用反应轻就没有效果。化疗的副作用在不同患者身上表现差异较大，不是每个患者产生的副作用都一致。另外化疗成功与否，在很大程度上取决于如何解决好疗效与副作用之间的关系。不同的个体对药物的吸收、分布、代谢、排泄可能有差异，需要对不同患者进行密切观察与监测。这并不意味着为了追求疗效就可以无原则的增加药物剂量，

三、治疗篇

1　神经毒性：通常是指药物的副作用。是指药物或治疗（如放疗）除了正常的治病作用外，对人体神经系统所带来的损伤。

剂量增加的同时副作用也会增加，在患者可以耐受的副作用前提下的最大剂量才是保证疗效的理想境界。

177. 放化疗期间及之后为什么要频繁查血常规？

放化疗对患者骨髓造血功能有影响，因此，肿瘤患者在接受放化疗之前一定要进行血常规检查，以确定是否能够进行放化疗。若白细胞、血小板数值太低，是不能进行放化疗的，如果在白细胞、血小板数值较低时进行放化疗，药物抑制骨髓的造血功能，使得白细胞、血小板数值进一步降低，使患者免疫力下降，易发生感染，或因血小板数值太低造成出血等危险情况。在放化疗期间要定期复查血常规，以监测患者骨髓造血状态。那么，放化疗结束后为什么也要定期监测血常规呢？有的患者在放化疗结束时查血常规可能是正常的或者稍低，不需要进一步治疗，但一般的化疗药物或者放疗的射线还会有后期效应，这些效应并不能完全在治疗期间显现，在治疗结束后一段时间内还会继续影响骨髓的造血功能使得白细胞、血小板数值进一步减少，骨髓抑制往往出现在化疗的第10～14天，约21天时恢复。所以定期复查血常规有助于了解骨髓抑制的严重程度，在风险事件出现之前采取及时有效的干预措施。

178. 如何判断患者对化疗的耐受性？

化疗给患者可能带来许多副作用，或只部分出现，也可能没有任何副作用出现。这取决于化疗药物的种类和剂量，以及每个患者对化疗药物的反应。正常细胞在化疗结束后会自我修复，所以大多数副作用会在化疗结束后缓慢消失，少数会持续较长时间。每个化疗方案实施之前，医生和护士都会询问患者有没有高血压、糖尿病、冠心病、胃溃疡等慢性基础疾病，是否伴有病毒感染或其他慢性感染类疾病，是否有吸烟、饮酒的嗜好，有没有食物或药物过敏史，日常活动状态情况，以及测量身高和体重等，这些问题是在判断患者合并疾病、脏器功能及体力状况，然后再去选择可以耐受的最佳方案，而每个人的药物剂量都是根据身高、体重及肾功能计算出来的，所以每个患者是不一样的。

179. 如何减轻化疗期间的不良反应？

化疗后患者身体会出现不同程度的反应，主观感觉主要表现为恶心、呕吐、腹泻、便秘、口腔溃疡、乏力、手足麻木、皮疹、脱发等。另外，骨髓抑制、肝肾毒性、心脏毒性、过敏反应、输注反应等也有可能发生。

目前已经具有很多解决以上问题的药物，可以用止吐药解决恶心、呕吐问题，止泻、补液治疗腹泻，多吃高纤维食物、配合通便灌肠药物治疗便秘，手足麻木症状可服用营养神经药物改善。如果出现骨髓抑制，使用粒细胞集落刺激因子提升白细胞，用白细胞介素或重组人血小板生成素提高血小板数量水平。化疗期间注意监测肝肾功能，在肝功能异常时可服用保肝药物，但出现严重肝肾功能损害时应在医生指导下减低化疗药物剂量或停药、对症治疗。使用蒽环类药物等可能出现心脏毒性，应注意心电监护及应用保护心肌的药物。如果出现过敏反应，应及时告知医生，必要时可服用抗过敏药物。化疗后脱发问题比较令人关注，特别是女性患者，国外用冰帽来保护头发，尽量避免严重的头发脱落，但效果并不令人满意。此外，许多化疗药物对血管有局部刺激作用，引起输注反应，可选用大血管输注。一旦化疗药物漏到血管外，则要尽量抽出漏出液体，并局部冷敷、封闭、给解毒剂。患者应该多了解这方面的知识，积极地处理不良反应，防止出现严重不良反应而延误后面的治疗。

180. 化疗后患者发生呕吐该怎么办？

呕吐是化疗药物常见的不良反应，以往没有有效的止吐药，所以化疗后呕吐明显。化疗导致呕吐的机制明确后，已开发了很多有效的止吐药，这些药物极大地缓解了患者的消化道反应，已经很少有因为长期呕吐不能坚持化疗的患者。止吐药大多经静脉使用，也有口服的，两者可以结合使用。如果止吐效果仍不理想，还可以使用针对延迟性呕吐的药物治疗。但是这些止吐药也有其自己的不良反应，如便秘、腹胀等。

181. 化疗后大便干燥该怎么办？

一些患者化疗后会出现大便干燥，主要的原因可能是用了止吐药。止吐药可以抑制化疗后的恶心和呕吐，但止吐药本身还有副作用，就是便秘和腹胀等。药物性的便秘只要不严重，待化疗停止后就会逐渐恢复。如果便秘非常严重就应该在医生指导下使用乳果糖或开塞露等通便药。还应该注意化疗期间饮食应富含纤维素，如全麦面包、蔬菜、水果等，以创造正常的胃肠环境。

182. 化疗后手足麻木怎么办？

化疗后有的患者会出现手指和足趾麻木，这种现象多见于接受了具有神经毒性的药物治疗后。具有神经毒性的药物有长春新碱、长春花碱、长春瑞滨、长春地辛、紫杉醇、多西他赛、奥沙利铂、顺铂等。患者出现神经毒性后首先应告知医生，医生会对不良反应进行评估，然后按照副作用的严重程度为患者调整或修订治疗方案。对可耐受的轻度手指和足趾麻木可以不予调整，当不良反应超过一定限度就应该调整，应减少或停止使用这些药物。针对手指和足趾麻木的副作用，还可以用一些相关的营养神经的药物，如甲钴胺、B族维生素等。神经的恢复时间较长，疗效也常常不令人满意，还是要尽量预防才能避免出现严重的神经毒性。

183. 肿瘤患者什么情况下需要输血？有哪些风险？

肿瘤患者在出现以下情况时需要考虑输血。

（1）肿瘤导致的贫血：当肿瘤进展到晚期，多器官功能衰竭，可能导致贫血、恶病质，此时输血可以提高患者的生活质量。

（2）存在咯血或其他部位病灶直接出血，若出血没有及时得到控制，可能会导致患者贫血，严重时也需要输血。

（3）化疗等抗肿瘤药物治疗可能影响骨髓的造血功能，导致骨髓抑制，此时也可能需要输血。

需要注意的是，是否需要输血应该由医生根据患者的具体情况进行判断和决定。目前，我国各级医疗机构为患者输血所提供的血液，是经过供血机构按国家规定采用的合格试剂进行了严格的检测。受当前科技水平的限制，输血治疗仍难以避免因输血所致的各种传染性疾病和不良反应而存在一定风险，主要包括溶血反应，非溶血性发热反应，过敏反应，感染病毒性肝炎、艾滋病、梅毒等；感染巨细胞病毒、EB病毒、疟疾等；输血相关移植物抗宿主病，输血相关急性肺损伤，循环负荷过重，血液输注无效等。为了降低输血风险，需要医生评估输血的必要性和风险后严格掌握输血指征，根据患者的血液成分缺乏情况选择合适的血液制品，在输血前进行严格的配血试验避免输血反应的发生。在输血过程中，要密切观察患者的生命体征和输血反应，及时发现并处理可能出现的问题。

184. 化疗中出现贫血如何处理？患者应注意哪些问题？

血液中的红细胞为全身各组织器官提供氧气，当红细胞太少而不能向组织提供足够的氧气时心脏就会更加努力地工作，患者会感到心脏搏动很快，贫血患者会感到气短、眩晕、视物模糊和明显的乏力等。根据贫血程度的不同，医生会给予重组人促红细胞生成素、口服铁剂、维生素，甚至输注红细胞悬液以加快贫血的纠正。

在药物治疗的同时，也需要患者保证足够的休息、减少活动、摄入足够的热量（热量可以维持体重，补充蛋白质可帮助修复治疗对机体的损伤）。

185. 化疗期间血小板减少的治疗原则？

肿瘤药物相关血小板减少（cancer treatment-induced thrombocytopenia，CTIT）是抗肿瘤药物常见的不良反应。容易导致CTIT的化疗药物包括吉西他滨、拓扑替康、替莫唑胺等。联合化疗方案较单药化疗更易出现CTIT。在多药联合方案中，GP（吉西他滨、顺铂/卡铂）、EP（依托泊苷、顺铂）等方案发生风险较高。血小板减少通常从化疗后5天左右开始，第7～14天达到最低值，之后逐渐上升，第28～35天血小板计数恢复至基线值。其最低点出现的时间和降低的幅度与化疗药物、剂量、是否联合用药以及患者的个体差异和化疗次数有关。其发生率和严重程度通常随着累积治疗剂量和疗程数的增加而逐渐增加。

化疗期间血小板减少的治疗应首先明确病因，评估出血风险，再根据病因及严重程度采取相应的治疗策略，主要治疗措施包括输注血小板以及注射促血小板生长因子。血小板输注是严重CTIT合并或不合并出血患者最有效直接的治疗。《中国肿瘤药物相关血小板减少诊疗专家共识》（2023版）推荐血小板计数$\leq 10 \times 10^9$/L、CTIT合并发生出血，或有高出血风险的患者输注血小板。需要注意的是，输注的异体血小板消耗迅速，维持期仅3～5天，因此患者常需要多次输注血小板。输血小板可能增加血液传播的感染性疾病风险，还可能产生血小板抗体，造成无效输注或输注后免疫反应。如发生无效输注，需进一步排除感染、弥散性血管内凝血等非同种免疫因素，并检测血小板抗体。

实体瘤CTIT患者推荐在血小板计数$< 75 \times 10^9$/L时应用促血小板生长因子（rhTPO）或重组人白介素-11（rhIL-11）。rhTPO用药剂量为300U/kg，每日1次，连续用药。使用过程中监测血常规，一般2次/周，特殊患者可根据情况隔日1次，当血小板计数$\geq 100 \times 10^9$/L或血小板较用药前升高50×10^9/L时，建议及时停药。rhIL-11的常规推荐

剂量为25～50μg/kg，皮下注射，1次/天，连用7～10天直至达到停药标准。

对rhTPO或rhIL-11疗效不佳或不耐受的患者，可考虑使用TPO-Ras，包括海曲泊帕、艾曲泊帕、阿伐曲泊帕、罗米司亭等。2022年美国血液学年会大会上公布的一项海曲泊帕治疗CTIT的回顾性研究显示，与单用rhTPO相比，海曲泊帕联合rhTPO可更快且更有效地提高血小板水平。

进行升血小板药物治疗的同时需密切监测其所带来的不良反应，及时处理，最大程度地保证治疗的安全性和有效性。

186. 化疗后患者为什么会掉头发？该怎么办？

化疗药物进入体内后会抑制组织的生长，在机体内生长最为旺盛的组织最容易被抑制，而这些旺盛的组织常见于骨髓、胃肠道黏膜等，发根也是一个生长极为旺盛的部位，因此也容易被化疗药物所抑制。化疗后一旦发根被抑制就会出现脱发现象，有的人明显，甚至眉毛、胡须及其他体毛都脱落。但是当化疗结束后这些抑制毛发生长的因素就逐渐消失，毛发的发根又会逐渐恢复生长。在医院里，化疗后脱发的现象十分常见，不会招致惊异的目光，但在其他场合，患者可能会因脱发感到尴尬，除他人对患者的注视外，也有患者过多的自我暗示。解决这个问题不难，可以到商店去购买假发。戴假发不是患者的专利，也是很多人的爱好。患者可以随心挑选中意的假发，体会平时不曾尝试的新奇体验。随着科技进步和新药不断开发，治疗后脱发的现象也可能会逐渐得以改善。

187. 化疗期间为什么要多喝水？

肿瘤患者化疗期间出现恶心、呕吐、食欲减退时，很容易造成水分摄入不足。再加上频繁呕吐还会导致脱水。一方面，多喝水有助于补充身体所需，减轻呕吐等造成的脱水。另一方面，促使残留药物排出，减少对胃肠道、肾和膀胱的毒性。对肿瘤患者来说，化疗多少都会带来一些副作用，如果在合理治疗和饮食调理的基础上多喝水（包括果汁、清汤等），将有助于药物的排出，降低副作用。

化疗期间每天应喝水1000～2000毫升，以保证足够的尿量。当然，一些患有心脏病、肾衰竭、胃肠道疾病等不能耐受多饮水的患者，就不要采取这种方法，可通过药物调整减少副作用。另外，为减轻化疗期间的胃肠道反应，如食欲减退、恶心、呕吐或腹泻等，饮食要清淡，但要保证足够营养，可选择符合肿瘤患者口味的高蛋白、低脂肪，并易吸收的食物食用。

188. 如何处理化疗后口腔黏膜炎和溃疡？

化疗后患者出现口腔黏膜炎和溃疡是化疗药物的不良反应，甲氨蝶呤、环磷酰胺、异环磷酰胺、多柔比星（多柔比星脂质体）、5-氟尿嘧啶、阿糖胞苷、长春新碱、铂类等药物导致的此类不良反应最明显，当出现口腔黏膜炎和溃疡时应注意保持口腔卫生，做到饭后多漱口，勿留存食物残渣于口腔中。有些漱口液可帮助溃疡愈合，如康复新液。另外，还可以局部外用麻醉药物镇痛，帮助患者进食。

189. 化疗期间饮食有忌口吗？

化疗中应注意饮食问题，肿瘤患者常出现营养不良，如果不及时补充营养则会对患者的病情造成消极的影响。化疗期间患者常有胃肠道反应，如恶心、呕吐、食欲减退等，这时饮食应清淡，且富于营养、富含纤维素，以帮助患者解决便秘问题。化疗过后休息阶段可以再适当地增加营养。很多抗癌药物的代谢会受细胞色素P450（CYP）3A4药物代谢酶活性的影响，如吉非替尼、厄洛替尼、埃克替尼、克唑替尼、布加替尼等靶向药，以及多西他赛、紫杉醇等化疗药。呋喃香豆素及其化合物对CYP3A4活性有抑制作用，干扰抗癌药物的代谢，从而影响药物在体内的疗效。西柚、黑桑葚、野生葡萄、石榴、黑莓、杨桃因富含呋喃香豆素、能影响CYP3A4药物代谢酶活性。因此，服用抗癌药物及上述其他药物的同时，都建议尽量避免食用以上水果。奥希替尼服用期间禁合用圣·约翰草提取物。注意服药期间虽有饮食禁忌，但不能以偏概全、过分的忌口某些食物，以免导致营养不良，身体功能和抵抗力严重下降。

另外，正确的服药时间有利于药物被人体充分地吸收，更好地发挥疗效，减轻不良反应。如厄洛替尼、达拉非尼、曲美替尼在餐前1小时或餐后2小时空腹服用，阿来替尼、塞瑞替尼可随餐服用、与食物同服，替吉奥、阿帕替尼可在餐后30分钟服用。有些药物的吸收受食物的影响较大，需要特别注意的是，如瑞戈非尼需在低脂早餐后用水吞服。

190. 化疗休息期间应该做什么？

通常化疗一个周期为21天，也有一些方案28天为1周期，也就是3～4个星期化疗一次，但是在此期间使用化疗药物的时间通常1～5天，也有部分口服化疗药物需要14天，而剩下的时间就是休息阶段，化疗后的不良反应，特别是被抑制的骨髓功能将在这段休息时间内得到恢复。休息时应该做些什么呢？顾名思义，在此休息期间首先就是要休息，生活要规律，饮食要富于营养，易于消化；另外就是要监测血常规、血生化[1]，要明确白细胞、血小板是否减少至需要处理的水平，肝、肾功能是否在化疗后受到损害而需要进行必要的治疗。如果需要则要积极处理，争取按时开始下一个周期的治疗，如果不良反应处理不当，可能会使得化疗时间经常被推迟从而影响整体治疗效果。每2～3周期或按计划时间，完善复查所需的增强CT等影像学检查以评价目前化疗方案的疗效，发现复发、转移、进展及时考虑是否调整治疗方案。

191. 化疗期间可以上班吗？

如果对化疗的反应不大，一般情况允许，患者在化疗间歇期还是可以工作的，但也要取决于患者的工作性质，如果是强体力劳动，最好还是避免。患者适当的休息与睡眠有利于免疫力的恢复，也可以降低感染风险。如果是非体力性质工作，可依据身体情况酌情安排工作

1　血生化：检测除血细胞外存在于血液中的各种离子、糖类、脂类、蛋白质以及各种酶、激素和机体的多种代谢产物的含量的检查。

时长，不宜过度劳累。

192. 放疗后间隔多长时间才可以化疗？

放疗后化疗的时机因人而异，一般情况较好的患者，在骨髓功能、肝肾功能允许情况下可接受全身化疗。一般需要根据患者放疗的部位、剂量强度综合判断，常规的推荐为放疗后的4周以上。患者是否可以耐受放疗需要视其身体状况、肿瘤生长的情况后确定。

193. 化疗多长时间可以看出疗效？

不同的肿瘤对化疗的敏感性不同，有的肿瘤对化疗很快就能看到疗效，如小细胞肺癌等，但就大多数肿瘤来讲要评估疗效需要在治疗2个周期后，过早评估疗效很可能会对治疗产生一些误判，容易在还没有看见肿瘤大小出现明显变化的情况下否定一个有效的治疗方案。但也不能等得时间太长，如果无效就会延误治疗。

194. 如何评价化疗疗效？

在开始化疗前医生都会安排患者做一些检查，如颈胸腹部增强CT、浅表淋巴结超声、骨扫描、脑MRI和PET/CT等，对于胸壁或纵隔受侵可能、肺上沟瘤与臂丛神经及血管的关系密切的肺癌患者可做胸部MRI。从第一次开始使用化疗方案起，大部分方案进行一段时间后会重复检查，以综合评估化疗药物是否有效。在化疗药物治疗过程中，正确评价药物的有效性是十分关键的问题。目前评估化疗和靶向治疗疗效主要参考RECIST指南，即实体瘤缓解评估标准，免疫治疗疗效评价大多参考的是iRECIST标准。医生通常会用肿瘤完全缓解（指治疗后肿瘤完全消失）、部分缓解（指治疗后肿瘤部分缩小）、稳定（指治疗后肿瘤变化不大）、进展（指治疗后肿瘤进展）这类的医学术语来总结这段时间的治疗效果。

对于部分药物治疗不敏感的肿瘤，如果一味强调理论上的治疗后肿瘤完全消失或部分缓解是不切实际的，如肿瘤的免疫治疗。医生治疗肿瘤时不会只看肿瘤大小的变化，还需要考虑到患者的生存期和生存质量。很多晚期肿瘤患者通过综合治疗可以长期"带瘤生存"，这样的治疗疗效和实际意义不能靠治疗后肿瘤完全消失或部分缓解的结果来评估，因为有时肿瘤缩小并不见得能转化为长期生存。

195. 为什么化疗效果因人而异？

化疗的效果主要与肿瘤对药物的敏感性、个体差异有关。有没有效果主要取决于肿瘤自身的生物学行为，这存在个体间的差异。同样是肺癌，大部分小细胞肺癌化疗的效果很好，大多数患者化疗后肿瘤会明显缩小甚至消失，相比之下，非小细胞肺癌化疗的效果差异较大。即便是同一种病理类型的肺癌，使用了相同的治疗方案，有的人特别有效，有的人却不起作用，这是由患者个体间的差异造成的，机制十分复杂。

196. 什么是化疗耐药？

化疗耐药是肿瘤治疗中的一个难题，可分为两种情况：一种是原发耐药，指一开始化疗就没有效；另一种是继发耐药，指开始治疗时有效，但在后续治疗中产生了耐药。化疗耐药是不可避免的一种现象，一般需要换药。一种药物耐药后，对与它结构类似的另一些药物也会有交叉耐药，难以令人理解的是，与它结构不同的药物可能也会产生耐药，这种广谱耐药现象称为多药耐药性。耐药和很多因素相关，这些因素包括细胞内的特定物质、细胞膜上的蛋白质、细胞环境以及药物使用方式等。因此，应对化疗药物耐药性时，需要综合考虑各种因素，在医生指导下调整治疗方案。

197. 化疗效果不好怎么办？

化疗效果不好时要与医生进行沟通，分析治疗无效的可能原因。对于某种癌症患者，即使采用目前公认最有效的方案，仍有一部分患者无效。影响化疗疗效的因素很多，又没有特别有效的方法提前预知哪些化疗方案是有效的，哪些是没有效的，大多情况下只能通过化疗以后才知道疗效如何。当然，化疗也不是完全盲目的，有经验的医生会根据患者肿瘤的特点，选择一个最适合于该患者的化疗方案。万一该方案无效，也会分析治疗失败的原因，提出下一步的合适治疗方法。

198. 什么是分子靶向治疗？

分子靶向治疗指在细胞分子水平上，针对已经明确的致癌位点（可以是肿瘤细胞内部的一个蛋白分子，也可以是一个基因片段），来设计相应的治疗药物，药物进入体内会特异地与这些位点相结合发生作用，使肿瘤细胞被抑制，而不会广泛波及肿瘤周围的正常组织细胞，所以分子靶向治疗又被称为"生物导弹"。其特点是高效、低毒，是一种理想的肿瘤治疗方法。与之相对的是化疗，化疗药物的靶向性不是很强，在对肿瘤杀伤过程中对正常组织也会造成较大伤害。

199. 靶向治疗药也是化疗药的一种吗？

靶向治疗本质上不属于化疗，两者之间存在本质的区别。传统意义的化疗药物主要指细胞毒药物，它们是一种具有杀伤性的化学物质，化疗药就像"炸弹"，不分敌我，对肿瘤和正常组织都有杀伤。除了对肿瘤细胞具有杀伤作用外，对于同样分裂旺盛的正常组织细胞也有毒性。而靶向治疗对于肿瘤细胞具有选择性和特异性。化疗药物和靶向药物虽然都属于肿瘤治疗药物的范畴，但它们的作用机制和选择性是有不同的。

200. 临床上应用的肺癌分子靶向治疗药物有哪几类？

根据药物的作用靶点和性质，可将肺癌分子靶向治疗药物主要分为以下几类。

（1）小分子表皮生长因子受体[1]（EGFR）酪氨酸激酶抑制剂：如吉非替尼、厄洛替尼、埃克替尼、达可替尼、奥希替尼、阿美替尼、伏美替尼等。

（2）间变性淋巴瘤激酶酪氨酸激酶（ALK）抑制剂：如克唑替

---

1 表皮生长因子受体：指正常上皮细胞或来源于上皮组织的肿瘤细胞表面表达的一种蛋白质。它与血液中或肿瘤细胞自身分泌的一种叫作表皮生长因子的物质具有配对结构，能被表皮生长因子识别并和它结合，因此叫作表皮生长因子受体。

尼、赛瑞替尼、阿来替尼、恩沙替尼、布加替尼、洛拉替尼等。

（3）ROS1抑制剂：如克唑替尼、恩曲替尼、赛瑞替尼、洛拉替尼等。

（4）抗血管内皮生长因子[1]受体（VEGFR）抑制剂：如安罗替尼、阿帕替尼。抗血管内皮生长因子（VEGF）的抗体贝伐珠单抗。

（5）BRAF抑制剂：如达拉非尼、曲美替尼、维罗非尼等。

（6）MET抑制剂：如特泊替尼、卡马替尼、赛沃替尼等。

（7）RET抑制剂：如塞尔帕替尼、普拉替尼等。

（8）NTRK抑制剂：如拉罗替尼、恩曲替尼、瑞波替尼、赛利替尼等。

（9）KRAS抑制剂：如索托拉西布、阿达格拉西布等。

201. 为什么靶向药物只能治疗一部分患者？

一种靶向药一般只针对特定突变。靶向药物治疗的精准性，同时导致了靶向治疗的局限性。例如，在小分子酪氨酸激酶抑制剂药物刚面世之际，符合女性、不吸烟、腺癌这三个因素的非小细胞肺癌患者，使用吉非替尼或厄洛替尼，治疗有效率可达60%。经过不断研究证明，基因突变才是关键。如果检测出有*EGFR*突变的肺癌患者，治疗有效率可达70%～80%。那么为什么有部分肺癌患者明明查出有基因突变，却服药无效或者短时间后就失效？这是因为疗效不仅与是否有基因突变相关，还与基因突变的具体类型、突变量，是否合并有其他基因突变，以及耐药基因的出现有密切关系。目前，针对肺癌驱动基因突变的靶向药物不断被研发出来，如ALK抑制剂、ROS1抑制剂、

1　血管内皮生长因子：是指一种能够刺激血管内皮细胞生长、形成新生血管的蛋白质。

BRAF抑制剂、MET抑制剂、RET抑制剂、NTRK抑制剂、KRAS抑制剂等，使得更多的肺癌患者可以接受适合的靶向治疗。

一定要根据病理、基本的身体状况以及之前的治疗情况综合考量，选择合理的治疗方案。只有根据自身情况及检测结果选择的治疗方案才是最好的。

202. 靶向治疗如何与其他治疗手段配合？

肺癌靶向治疗和其他治疗手段（如化疗、放疗、免疫疗法）以合适的方式、时机配合，形成综合治疗方案，可能产生的协同效应，以提高治疗效果。具体的联合方式需要根据患者的具体情况和医生的建议进行，以下是部分联合治疗的例子。

（1）联合化疗：对于某些晚期非小细胞肺癌患者，靶向治疗和化疗的联合应用可能有助于提高治疗效果。奥希替尼是治疗 EGFR 突变肺癌的重要靶向药物，化疗也是肺癌的重要治疗手段，那么二者联合是否能实现更好的效果呢？2023年《新英格兰医学杂志》报道了一项比较奥希替尼单药治疗与奥希替尼联合化疗的随机试验（FLAURA2试验），结果发现联合治疗的患者无进展生存期获得延长。但联合治疗相对于单药治疗的无进展生存期延长也是有代价的，即毒性反应发生率增加，患者在治疗中面临诸多不便。由于随访时间不足两年，因此最终总生存期数据仍不确定。

（2）联合抗血管生成治疗：抗血管生成治疗联合驱动基因突变靶向药物（A＋T）模式，雷莫西尤单抗联合厄洛替尼作为一线治疗EGFR 19外显子缺失或21外显子L858R突变的转移性非小细胞肺癌（NSCLC）可改善患者的无进展生存期，但目前抗血管生成治疗联合驱动基因突变靶向药物的治疗模式尚未证明对总生存时间有明确改善，暂时还不是临床的标准治疗模式。

（3）联合免疫治疗：近年来，免疫治疗在肺癌治疗中取得了重要进展。某些靶向药物可以与免疫治疗药物配合使用，通过增强患者自身的免疫系统来攻击癌细胞。一项临床试验（IMPower 150）研究了免疫治疗阿替利珠单抗、抗血管靶向药物贝伐珠单抗和CP方案（紫杉醇联合卡铂）化疗之间的不同组合（化靶免 vs 化靶 vs 化免）治疗一线晚期非小细胞肺癌患者，发现联合阿替利珠单抗、贝伐珠单抗联合化疗治疗晚期非鳞非小细胞肺癌有效率高。但驱动基因突变靶向药物如吉非替尼、克唑替尼在联合免疫治疗的研究发现并未增加疗效，但明显增加不良反应发生，不建议在临床治疗中选择此类联合方案。

（4）与放疗配合：放疗是另一种常用的肺癌治疗手段，对于局部晚期的肺癌患者，靶向治疗和放疗的联合应用可能有助于缩小肿瘤、缓解症状。

需要注意的是，综合治疗方案的制订需要综合考虑患者的身体状况、肿瘤特性、治疗目标等因素。在治疗过程中，医生会根据患者的反应和副作用情况，灵活调整治疗方案，以确保治疗的有效性和安全性。因此，肺癌患者在接受靶向治疗时，应与医生保持密切沟通，按照医生的建议进行治疗。

203. 靶向治疗后疾病进展，如何再治疗？

靶向治疗并不能根治肺癌，几乎所有的靶向药最终都会出现耐药现象，只是患者出现耐药的时间各不相同。有些患者服用一种靶向药可能5年甚至更长时间都有效，而有些患者可能服用靶向药一两个月就耐药了。肺癌靶向治疗耐药后不必悲观，尚有多种治疗方法，医生和患者需要根据具体情况进行选择。以下是可能的治疗策略。

（1）重新选择靶向治疗药物：当肺癌靶向治疗耐药后，可再次进行基因检测，寻找癌细胞的耐药突变，同时检测是否有新的靶向治疗方案。再次活检主要分为组织活检和液体活检。针对无法获取肿瘤组织的患者可以选择基于血液第二代测序技术的液体活检以获得进一步治疗的机会。如一代EGFR-TKI靶向药物易瑞沙治疗后的肺癌患者出现了EGFR 20外显子*T790M*突变而产生耐药，可以选择三代靶向药物，如奥希替尼、阿美替尼、伏美替尼治疗；如出现MET扩增等旁路突变，可以联合MET抑制剂治疗。

（2）全身化疗：如果没有发现新的靶点，也可通过化学药物来控制癌细胞的扩散转移。如部分EGFR-TKIs耐药后再次活检发现患者出现小细胞转化，这类患者可能从针对小细胞肺癌的标准化疗中获益。

（3）免疫治疗：如果二次基因检测没有发现基因突变，那么可以选择免疫治疗。免疫治疗可以阻断肿瘤的免疫逃逸，使其更好地识别和攻击癌细胞。

（4）局部放疗：肺癌靶向药耐药后，部分患者也可采取局部放疗，通过高能量射线照射达到杀死肺癌细胞的目的。

耐药后的治疗可能涉及多种方法的组合，患者需要与医生沟通，及时调整治疗方案，以期获得最佳的治疗效果。

204. 什么是肿瘤免疫治疗？

人体免疫系统对非自身物质的侵袭产生的抵抗力称为免疫力，不同的人免疫力有强有弱。肿瘤细胞能够通过多种机制逃避机体免疫系统的识别和攻击，导致其无法被有效清除。肿瘤免疫治疗就是设法通过调动人体内各种积极防御因素，提高机体的免疫系统的作战能力，从而尽可能消除术后或其他抗肿瘤治疗后残余的肿瘤细胞，防止肿瘤复发和转移的治疗方法。肿瘤的免疫治疗总的来说可分为免疫增强疗法和免疫正常化疗法两类，手段包括免疫检查点抑制剂、过继性免疫细胞治疗、细胞因子疗法、肿瘤特异性疫苗、溶瘤病毒疗法等。免疫治疗具有高效低毒的特点，与化疗相比副作用少，易于被患者接受。然而，免疫治疗只能作为肿瘤的综合治疗措施之一，同其他治疗方法（如手术、放疗、化疗和抗血管治疗）相互配合，才有可能发挥最大作用。

205. 非小细胞肺癌的免疫治疗药物有哪几类？

非小细胞肺癌目前临床获批应用的免疫治疗药物主要包括PD-1抑制剂、PD-L1抑制剂、CTLA4抑制剂三大类。PD-1抑制剂中帕博利珠单抗和国产的替雷利珠单抗、信迪利单抗可用于非小细胞肺癌的一线治疗，国产的卡瑞利珠单抗也可用于非小细胞肺癌的一线治疗。PD-L1抑制剂中阿替利珠单抗可用于非小细胞肺癌的一线治疗。CTLA-4抑制剂中伊匹木单抗可联合纳武利尤单抗或化疗用于PD-L1阳性的非小细胞肺癌的一线治疗，但副作用相对较大。纳武利尤单抗及帕博利珠单抗可用于非小细胞肺癌的二线治疗。

206. 小细胞肺癌的免疫治疗药物有哪几类？

小细胞肺癌约占肺癌的15%，侵袭性强、病死率高，患者对化疗相对敏感，免疫治疗用于广泛期小细胞肺癌的一线治疗。小细胞肺癌的免疫治疗药物主要包括PD-1抑制剂、PD-L1抑制剂两大类。PD-1抑制剂中我国自主研发的斯鲁利单抗联合化疗是广泛期小细胞肺癌的一线治疗方案。PD-L1抑制剂阿替利珠单抗、度伐利尤单抗和国产阿得贝利单抗也已获批用于此类患者的一线治疗。

207. 免疫治疗如何与其他治疗手段配合？

不同作用机制药物的联合应用称为"鸡尾酒疗法"，这在艾滋病的治疗中十分成功，说明合理地联合用药能够实现对疾病的长期控制。由于免疫治疗缺乏高度特异的"靶点"，其疗效因瘤种和免疫表达情况的不同而异，因此对患者个体而言，寻找适合的联合免疫治疗策略以获得疾病的长期控制至关重要。免疫联合化疗、放疗、抗血管生成药物以及双免药物的治疗方案已广泛应用于许多肿瘤患者，并取得了显著而持久的疗效。随着越来越多新型免疫治疗药物的上市，人们将进一步探索更加高效的联合治疗方式，最终实现疾病的长久控制。

208. 免疫治疗后疾病进展，如何再治疗？

免疫治疗作为当前抗肿瘤治疗的"顶梁柱"之一，已经广泛应用于多种癌症的治疗，但耐药仍是不可避免的问题。通常免疫治疗的理想时间为1～2年，但约一半的患者会在短期内发生耐药。那么，患者在耐药后又该如何治疗呢？如果患者是一线治疗，且发生缓慢进展或局部进展，可以继续原方案治疗。对某种免疫治疗药物耐药的患者，可以尝试换用其他类型的PD-1/PD-L1抑制剂或CTLA-4抑制剂。若患者对PD-1抑制剂单药治疗耐药，也可换为联合治疗方案，如免疫联合化疗、抗血管或其他"增敏剂"等。若患者的基因检测结果提示携带某些可靶向的驱动基因突变，那么在对PD-1耐药之后也可进一步使用靶向治疗，也有许多患者因此获益。

209. 免疫治疗有哪些不良反应，出现哪些不适时需要就医？

免疫治疗可充分调动机体的抗肿瘤免疫，在激活体内的细胞毒性T细胞产生高效杀伤肿瘤作用的同时不可避免产生免疫紊乱的不良反应，几乎所有器官和系统均可受累，甚至可能危及患者的生命，这严重地限制了此类药物的应用。多数不良反应在治疗开始后的3个月内出现，40%的患者用药后可出现不同程度的皮疹、瘙痒、肺炎、腹泻、肠炎、肝功能损害（转氨酶升高、黄疸、食欲减退）等不良反应，累及皮肤、消化、内分泌（甲亢、甲减）、呼吸、骨骼肌肉系统的不良反应相对较常见，而累及循环、神经、泌尿系统的不良反应相对少见。不过，绝大部分不良反应相对轻微，在停药后即可恢复正常。患者在用药期间要多关注有无上述症状，及时和临床医生沟通交流，以便医生对患者的不良反应进行全面评估，从而能够早期发现并及时处理免疫治疗相关不良事件，最终实现延长患者寿命、改善患者生活质量。

210. 免疫治疗的不良反应如何处理?

皮肤不良反应较为常见,轻微的皮疹、瘙痒一般不需要住院处理,可以在医生指导下口服或局部涂抹药物对症处理,注意勤清洁皮肤、保持皮肤湿润等。胃肠道不良反应主要包括腹痛、腹泻、大便带血(大便发红或柏油色)。若腹泻程度较轻且次数不多,可以多喝水并避免吃富含纤维或乳糖的食品;若发现每天排便超过4次或者大便带血,要尽快就医。肺部不良反应主要包括咳嗽、胸痛、呼吸困难、发热,尤其是肺部存在基础疾病的患者要格外注意,出现相关症状要及时就医。肝毒性常出现在首次用药后2～3个月,表现为转氨酶或胆红素升高,有时可出现发热、食欲减退等全身症状,也可出现皮肤发黄、尿色加深等特异性症状。出现上述相关症状要及时就诊,并进行肝功能检查,判断是否存在免疫治疗相关肝损伤。轻度肝损伤保肝治疗即可,密切监测肝功能状态,不需要停用免疫治疗药物;中、重度肝损伤需要暂时或永久停用免疫治疗,并对症保肝治疗,必要时需使用糖皮质激素。内分泌系统的不良反应主要包括甲亢和甲减,甲亢可表现为心悸、手抖、出汗、易饥饿、体重减轻、大便次数增加等;甲减则会出现畏寒、乏力、便秘、脱发、体重增加等,出现相关症状要及时就医。心脏毒性少见,但极为严重,可能危及患者生命,患者用药后2～4周即可出现进行性加重的呼吸困难、胸痛、胸闷、活动耐力下降、下肢水肿等临床症状,甚至休克或心搏骤停。联合使用其他心脏毒性药物、出现免疫治疗相关的肌肉骨骼毒性、有心脏病史的患者应格外关注此类症状,一旦出现及时就医。此类患者诊断明确后需立即停用免疫治疗药物，并早期给予大剂量糖皮质激素治疗。

总而言之，患者应保持乐观积极的心态，树立战胜疾病的信心，规律作息，饮食清淡，戒烟戒酒，进行适当程度的体育锻炼，出现相关症状要及时就医。

211. 分子靶向治疗有哪些不良反应？出现哪些不适时需要就医？

肺癌分子靶向治疗可以引起多种不良反应。小分子酪氨酸激酶抑制剂可能引发皮疹/痤疮样皮疹、甲沟炎、手足综合征、肝损伤、间质性肺炎、Q-T间期延长、胃肠道反应、中性粒细胞下降、贫血、血小板下降等不良反应。大分子抗血管生成药物可能引发出血、血栓栓塞、高血压、蛋白尿等不良反应。临床上诊断和治疗的延误，势必影响患者的生活质量，甚至危及生命，因此应尽早诊断。治疗中应充分权衡抗肿瘤治疗的获益和可能带来的不良事件风险，既避免不必要的剂量减少或者中断治疗从而影响抗癌效果，也避免忽视相关的风险。治疗前后和治疗期间应监测毒性相关指标。

212. 分子靶向治疗出现不良反应如何处理？

毒性确诊后应根据毒性等级进行分级管理，必要时应请专科医生会诊。以皮疹和肝损伤为例，1级皮疹外用2.5%氢化可的松霜剂及抗生素，评估2周，如病情无改善则按下一级处理。如果伴有瘙痒，可酌情使用一代或二代抗过敏药，一代抗过敏药如扑尔敏、酮替芬、赛庚啶等因具有镇静嗜睡作用更适用于有夜间瘙痒的患者。2级皮疹在一级治疗措施的基础上，加用他克莫司软膏，口服多西环素或米诺环素，评估2周，如病情无改善则按下一级处理。3级皮疹按照说明书调整靶向药物剂量，必要时需行细菌/真菌/病毒培养，除维持2级治疗外，需加用强的松（0.5mg/kg/d）×5天，评估2周，如病情无改善，则需停用靶向药物，停药后继续治疗皮疹，必要时可咨询皮肤科医生。当皮疹恢复至≤2级，可减量重新使用靶向治疗，治疗同2级治疗，必要时口服抗生素和局部使用糖皮质激素，顽固性瘙痒可酌情使用加巴喷丁或普瑞巴林等药物。4级治疗措施同3级，停用靶向药物。对于肝损伤，及时停用可疑的肝损伤药物是最为重要的治疗措施。下述标准是美国食品药品监督管理局在药物临床试验中建议的停药标准，临床上可作为停药的参考。出现下列情况之一建议应考虑停用靶向药物：①血清ALT或AST＞8×ULN。②ALT或AST＞5×ULN，持续2周。③ALT或AST＞3×ULN，且TBil＞2×ULN或INR＞1.5。④ALT或AST＞3×ULN，伴逐渐加重的疲劳、恶心、呕吐、右上腹疼痛或压痛、发热、皮疹和/或嗜酸性粒细胞增多（＞5%）。

（四）介 入 治 疗

213. 什么是肿瘤的介入治疗？

介入治疗是在医学影像设备（血管造影机、X线透视机、CT、MRI、B超）的引导下，通过微小的切口或穿刺点将特制的导管、导丝等精密器械引入肿瘤部位，对肿瘤或相关疾病进行治疗的一门新兴学科。

214. 肿瘤的介入治疗有哪些方法？能达到什么目的？

介入治疗肿瘤，可以通过药物灌注、动脉栓塞、管腔狭窄的球囊扩张、安放滤器或支架、体液引流、能量消融等方法，以达到治疗肿瘤和缓解病痛的目的。

215. 需通过哪些途径完成肿瘤的介入治疗？

针对肿瘤的介入治疗，根据治疗途径分为经过血管介入治疗（如经动脉化疗栓塞）、经过皮肤穿刺介入治疗（如经皮穿刺消融术）和经过空腔脏器[1]介入治疗（如消化道狭窄的球囊成形术和支架植入术）等。

216. 哪些肿瘤患者适合于经血管介入治疗？哪些患者不适合此疗法？

（1）适合于经血管介入治疗者：①某些脏器患有血管瘤的患者。②肝、肺、肾等脏器原发恶性肿瘤或转移瘤的患者。③某些恶性肿瘤外科手术前需辅助治疗的患者。④由于肿瘤导致的出血或肿瘤手术后的脏器出血需要止血的患者等。这些实体肿瘤患者通过行经血管介入治疗均能取得较理想的效果。

（2）不适于经血管介入治疗者：心、肝、肾功能严重衰竭的肿瘤

---

1 空腔脏器：是指管腔状的器官，脏器内部含有大量空间，如胃、肠、膀胱、胆囊等。

患者，对碘过敏的肿瘤患者，体质衰弱不能耐受化疗不良反应的肿瘤患者，难以纠正的凝血功能障碍的患者，不能平卧或躁动不安的患者，全身广泛受侵的恶性肿瘤患者和非实体肿瘤[1]患者都不适于经血管介入治疗。

217. 什么是动脉栓塞术？什么是化疗栓塞术？

经导管将栓塞剂注入病变部位的血管内，引起动脉暂时性或永久性阻塞的手术被称为"动脉栓塞术"。如果在注入栓塞剂同时加入化疗药物则被称为"化疗栓塞术"。

218. 非血管性介入治疗恶性肿瘤的方法有哪些？

除可经血管途径介入治疗肿瘤外，还可以通过以下非血管性途径介入治疗肿瘤：①经皮穿刺肿瘤内抗肿瘤药物直接注射。②经皮穿刺肿瘤内无水乙醇注射。③经皮穿刺肿瘤内放射性核素注射。④经穿刺导针物理消融。⑤用于解除消化道狭窄的消化道支架植入术。⑥用于解除梗阻症状的经皮穿刺引流术和支架植入术。

219. 经血管介入治疗有哪些并发症？

尽管介入治疗属于微创治疗范畴，但在经血管介入治疗肿瘤过程中或治疗后仍可能发生对比剂注入血管外、血管内膜剥离、异位栓塞、血管破裂、动脉血管痉挛、穿刺部位血肿或皮下淤血、假性动脉

1 非实体肿瘤：经影像学检查及触诊无法看到或扪及的肿瘤，如白血病等。

瘤、动静脉瘘等并发症。

220. 什么是肿瘤栓塞后综合征?

肿瘤栓塞后综合征是指肿瘤栓塞后出现的恶心、呕吐、疼痛与发热。这是机体对栓塞后的反应,常在栓塞后12～96小时消失,通常不需要做特殊处理,症状重者通过对症治疗,如止吐、镇痛、物理降温等治疗可缓解。

221. 经动脉栓塞手术后为什么会出现发热?

大多是由于化疗药或栓塞剂注入肿瘤组织使瘤组织坏死,机体吸收坏死组织所致。一般在术后1～3天出现,体温通常在38℃左右,经过对症处理后在7～14天可消退。

222. 如何处理肿瘤经动脉栓塞术后的发热?

如果患者发热不明显或轻度发热通常不需要治疗。当体温超过38.5℃时,应嘱患者卧床休息,保持室内空气流通,并给予清淡、易消化的高热量、高蛋白、含丰富维生素的流食或半流质饮食。患者应多喝水,选择不同的物理降温法,如冰敷、温水擦浴,若无效则按医嘱使用解热镇痛药。患者高热时应保持口腔清洁,注意保暖,出汗后及时更换衣服,不要盖过厚的被子,以免影响机体散热。

223. 动脉栓塞治疗后患者为什么会出现疼痛?

动脉栓塞治疗后患者有时会出现疼痛，这是由于动脉栓塞或注入化疗药物后使肿瘤组织缺血、水肿、坏死，导致不同程度的手术后暂时性疼痛，这是介入治疗后的常见反应。疼痛轻者可通过放松心情及深呼吸来分散对疼痛的注意力而使疼痛缓解，采取舒适体位也可能会有所帮助。疼痛严重者，应与护士或医生联系，给予镇痛药物治疗。

（五）放射性核素治疗

224. 晚期肿瘤骨转移发生率有多少?

骨骼是恶性肿瘤常见的转移部位。60% ～ 90%晚期肿瘤患者会发生骨转移。不同原发肿瘤骨转移发生率不同，如乳腺癌、前列腺癌、肺癌骨转移发生率分别为65% ～ 75%、65% ～ 90%、17% ～ 64%。

骨转移好发于中老年，男性多于女性，多见于脊柱、骨盆和长骨干骺端，可表现为骨质破坏、骨质密度增高或两者混合。最常见的临床症状为骨痛，发生率为50% ～ 90%，影响患者生活质量。

225. 放射性核素治疗骨转移的原理是什么?

放射性核素标记靶向骨肿瘤的药物，通过静脉注射进入患者体内，随着血液循环到达肿瘤骨转移病灶并沉积在其中，通过以下两种方式杀伤肿瘤细胞：①直接杀伤作用，放射性核素释放的射线可以杀伤肿瘤细胞。②间接杀伤作用，低剂量辐射效应还能够抑制引起疼痛的化学物质的分泌，触发机体免疫反应，对肿瘤组织产生间接杀伤作用，从而达到镇痛及缩小肿瘤病灶的目的。

226. 临床上常用什么放射性药物治疗肺癌骨转移？

临床最常用的治疗骨转移的放射性药物是氯化锶（^{89}SrCl2）。病变骨组织对^{89}锶（89Sr）的摄取能力是正常骨组织的2 ~ 25倍。^{89}Sr聚集在骨转移病灶后，发射纯β射线，在骨组织中射程约为3mm。它在肿瘤骨转移灶内的有效半衰期可长达50天，能对骨转移病灶发挥集中、持久的杀伤作用。

成人常用剂量为每次148MBq。氯化锶治疗疼痛缓解率平均为76%，一般治疗后2 ~ 7天起效，疼痛缓减一般可持续3个月。骨痛复发的病例可以重复进行治疗，两次给药间隔时间一般是3个月。

227. 哪些肺癌患者适合放射性核素治疗？

一般用放射性药物治疗骨转移的患者需要符合下列要求：①诊断明确的多发性骨转移瘤，^{99m}Tc-MDP骨显像证实骨转移病灶处有放射性浓聚[1]。②治疗前1周内的血红蛋白＞90g/L，白细胞≥3.5×10^9/L，血小板≥80×10^9/L。③预计患者生存期＞3个月。

---

1 放射性浓聚：指病变部位摄取放射性药物高于正常组织。

228. 哪些肺癌患者不宜接受放射性核素治疗？

下列情况的患者不适宜做放射性核素治疗：①妊娠或哺乳期患者。②血细胞计数低至一定范围，但目前还未明确定义相关指标准确的低限。③血肌酐＞180μmol/L和/或肾小球滤过率（GFR）＜30ml/min。④^{99m}Tc-MDP骨显像证实骨转移病灶处无放射性浓聚。⑤脊髓压迫和病理性骨折急性期患者。⑥预期生存期短于8周。

229. 放射性核素治疗骨转移有哪些常见的副作用？

最常见的副作用是骨髓抑制，但骨髓严重抑制的发生率较低（3～4级骨髓抑制不到5%），白细胞和血小板可比治疗前降低20%～30%，一般治疗后10～16周恢复正常。

5%～10%的患者在^{89}Sr注射后出现短暂的疼痛加重，称为"反跳痛"或"骨痛闪烁现象"，一般发生在注射后3～6天，持续2～7天。通常预示可获得较好的疗效，对症镇痛治疗能好转。

（六）中医治疗

230. 有抗癌中药吗？

中医治疗肿瘤的常用药物种类繁多，包括扶正固本、清热凉血、理气解郁、化痰散结、活血化瘀和以毒攻毒等。按照中医传统理论和中药学知识来分析，并没有所谓的专门"抗癌"中药。随着现代中药药理学研究不断深入，逐渐发现一些中药（或中药单体成分）对癌细胞有一定的杀伤和抑制作用，也就相应地出现了抗癌中药的说法。这类具有抗癌作用的药物，往往被多数人直观地理解为具有杀伤癌细胞的作用，甚至被拿来与化疗药物类比，这种观点并不准确。大家平时所说的抗癌中药，主要是狭义上的抗癌中药，专指以毒攻毒类药物。其实，具有抗癌作用的中药既包括以毒攻毒类药物，也包括扶正固本类药物和各种清热解毒、化痰散结、活血化瘀类药物，这些都属于广义上的抗癌中药。

231. 放化疗中的肺癌患者能服中药吗？

许多患者和家属会有这样的疑问：中药与放疗或化疗药物会不会有冲突？会不会影响放化疗的效果？它们能同时进行吗？多年来，大量的临床实践告诉我们，中医药与放化疗之间不会发生冲突，中医治疗是肿瘤综合治疗方法之一，适用于肿瘤患者治疗的各阶段。

西医治疗方法是抗肿瘤治疗的主力军，放化疗期间，其治疗本身具有较强的"杀伤力"，对正常组织也有相当的损害。此时中医药治疗处于辅助地位，侧重于为放化疗"保驾护航"。通过益气扶正、填精养血、调理脾胃等治疗方法，改善或减轻患者乏力、失眠、恶心、呕吐、食欲减退、便秘、手足麻木、骨髓抑制等不良反应和症状，目的在于使患者的放化疗得以顺利的进行。所以抗肿瘤不是放化疗中患者中医治疗的主要方向，也不建议过多使用以毒攻毒的抗癌中药。

232. 常用的滋补食物有哪些?

食疗所用的食物以平性居多,温热性次之,寒凉性食物最少。常用的平性食物有赤小豆、黑豆、木耳、百合、莲子、菜花、土豆、鲤鱼、山药、桃、四季豆等,温热类食物有牛肉、羊肉、鸡肉、虾肉、蛇肉、黄豆、蚕豆、葱、姜、蒜、韭菜、香菜、胡椒、红糖、羊乳等,凉性食物有猪肉、鳖肉、鸭肉、鹅肉、菠菜、白菜、芹菜、竹笋、黄瓜、苦瓜、冬瓜、茄子、西瓜、梨、柿子、绿豆、蜂蜜、小米等。

药粥是食疗的重要方法之一,简便易行,效果显著,常选用粳米或糯米为原料,二者具有健脾益气、滋补后天的作用,常与山药、龙眼肉、大枣、莲子、薏米等可食用的中药同煮成粥,不仅增加补养脾胃的功效,而且能够增添药粥的色、形、味。气虚者,可以选用党参、黄芪、茯苓、薏米、大枣、莲子等药物;阴虚者,可以选择太子参、石斛、枸杞、百合、荸荠等药物;胃热者可以选用竹叶、生地、麦冬、白茅根等药物。

(七)癌痛治疗

233. 什么是癌性疼痛? 疼痛分几级?

癌性疼痛是由于肿瘤在局部或转移部位侵犯或压迫神经纤维所造

成的疼痛。癌性疼痛是肿瘤发生、发展中的并发症状，疼痛的性质及范围取决于肿瘤生长的部位及对周围神经侵犯的程度。

疼痛是一种令人不快的主观感受，为了能够客观地评价疼痛的程度、合理地选择镇痛药物治疗及评价镇痛效果，医学上制定了多种评价疼痛程度的方法，以下三种是目前世界范围内通用的评估标准。

（1）数字分级法（NRS）：使用疼痛程度数字评估量表。疼痛程度分为轻度疼痛（1～3）、中度疼痛（4～6）和重度疼痛（7～10）。

（2）面部表情疼痛评分量表法：此表用于表达困难的患者，如儿童、老年人，以及存在语言或文化差异或其他交流障碍的患者。

（3）主诉疼痛程度分级法（VRS）：根据患者对疼痛的主诉将疼痛程度分为以下3级。①轻度疼痛，有疼痛但可忍受，生活正常，睡眠无干扰。②中度疼痛，疼痛明显，不能忍受，要求服用镇痛药物，睡眠受干扰。③重度疼痛，疼痛剧烈，不能忍受，需用镇痛药物，睡眠受严重干扰，可伴自主神经紊乱或被动体位（指不能依靠自身的力量来调整或变换肢体的位置，处于一种固定而不适的状态）。

234. 疼痛的伴随症状有哪些？

了解疼痛的伴随症状可有助于患者及家属正确认识疼痛给患者带来的危害，及时正确治疗疼痛。通常疼痛的伴随症状有以下三方面。

（1）生理性症状：严重疼痛会导致患者出现恶心、呕吐、心悸、头晕、四肢发冷、冷汗、血压下降甚至休克。慢性疼痛会引起患者失眠、便秘、食欲减退、肢体活动受限等。

（2）心理变化：顽固性及恶性疼痛会使患者感到抑郁、恐惧、焦躁不安、易怒、绝望等。

（3）行为异常：多见于慢性疼痛的患者。不停地诉说疼痛的体验及对其的影响如何。不断抚摸疼痛部位，甚至以暴力捶打。坐卧不安、尖叫呻吟、伤人、毁物。

235. 如何向医生描述疼痛？

（1）首先，应该向医生准确描述疼痛的部位：哪里感到疼痛？哪里疼痛最明显？是否伴随其他部位的疼痛？疼痛部位是否游移不定？

（2）其次，要告诉医生疼痛发作的特点：是持续痛还是间歇痛？什么因素会使疼痛加剧或缓解？一天中什么时间感到最痛？间歇痛多长时间发作一次？

（3）最后，要向医生描述你感受的疼痛程度：是轻度、中度、重度还是严重痛？

特别要注意的是，对疼痛程度的判断应该是依据患者所表述的主观感觉，而不是医生认为"应该是怎样的程度"。所以患者正确向医生描述自己的疼痛可以帮助医生对患者进行有效的治疗。

236. 世界卫生组织推荐的治疗癌症疼痛三阶梯镇痛方案是什么？

为了提高癌症患者的生活质量，达到持续镇痛的效果，使癌痛患者夜间能眠，白天休息、活动、工作时无痛，世界卫生组织推荐采用三阶梯镇痛方案，其具体分类如下。

（1）第一阶梯：应用非阿片类药物镇痛，加用或不加用辅助药物。

（2）第二阶梯：如果疼痛持续或加剧，在应用非阿片类镇痛药基础上加用弱阿片类药物和辅助药物。

（3）第三阶梯：强阿片类药物与非阿片类镇痛药及辅助药物合用，直到患者获得完全镇痛。

如果疼痛仍然持续，应进行神经破坏或介入治疗等有创性治疗。尽量维持无创性给药途径，因这种途径简单、方便、安全、费用低。

237. 三阶梯镇痛方案的基本原则是什么？

三阶梯镇痛方案的基本原则为：按阶梯给药，无创给药，按时给药，用药个体化，注意具体细节。

（1）按阶梯给药：①据患者的疼痛程度给予相应阶梯的药物，如果患者就诊时已经是重度疼痛，就应该直接使用重度镇痛药，无需从第一阶梯开始。②在使用第一或第二阶梯药物时，其镇痛作用都有一个最高极限（天花板效应），因此，在正规使用第一、第二阶梯药物后，如果疼痛不能控制，不应再加量、换用、联用同一阶梯的镇痛药物，应选择更高阶梯的镇痛药物。③第三阶梯代表药物为吗啡，此阶梯药物没有"天花板效应"，如果常规剂量控制疼痛效果不佳，可以逐渐增加吗啡剂量，直至完全控制疼痛为止。

（2）无创给药：在可能的情况下尽量选择口服、透皮贴剂等无创方式给药，这种用药方式简单、经济、方便、易于患者接受，并且不易产生成瘾性及药物依赖性。

（3）按时给药：按规定时间间隔给药，不论患者当时是否有疼痛发作，而不是等到患者疼痛时才给药，这样可保证达到持续镇痛的效果。

（4）用药个体化：不同的患者对麻醉性镇痛药的敏感度存在个体差异，而且差异度可能很大，同一个患者在癌症的不同病程阶段疼痛程度也在发生变化，所以阿片类药物没有标准用量，要时刻根据患者的疼痛缓解状况增、减用药剂量，凡是能够使疼痛控制的剂量就是正确的剂量。

（5）注意具体细节：对服用镇痛药的患者要注意监护，密切观察其反应，目的是使患者获得最佳镇痛的同时产生最小的副作用。

238. 哪些是三阶梯镇痛方案常用的镇痛药？

很多患者不知道自己服用的药物属于哪一个阶梯，按三阶梯镇痛方案常用的镇痛药有以下几类。

（1）第一阶梯：轻度镇痛药，以非甾体类药物为主。常用的有阿司匹林、意施丁（消炎痛控释片）、泰诺林（对乙酰氨基酚为主）、百服宁（对乙酰氨基酚为主）、必理通（对乙酰氨基酚）、散利痛（对乙酰氨基酚＋咖啡因等）、芬必得（布洛芬）、扶他林（双氯芬酸钠）、凯扶兰（双氯芬酸钾）、奥湿克（双氯芬酸钠＋米索前列醇）、奇诺力（舒林酸）、莫比可（美洛昔康）、萘普生、西乐葆等。

（2）第二阶梯：中度镇痛药，以弱阿片类药物为主。常用的有奇曼丁（盐酸曲马多缓释片）、泰勒宁（氨酚羟考酮）、路盖克（可待因＋对乙酰氨基酚）、氨酚待因（可待因＋对乙酰氨基酚）、双克因（酒石酸双氢可待因控释片）、泰诺因（可待因＋对乙酰氨基酚）、盐酸丁丙诺啡舌下片、盐酸布桂嗪注射液（强痛定针剂）等。

（3）第三阶梯：重度镇痛药，强阿片类药物。常用的有美施康定（硫酸吗啡控释片）、奥施康定（盐酸羟考酮控释片）、多瑞吉（芬太尼透皮贴剂）、盐酸吗啡片剂及针剂等。

239. 癌痛患者应该何时开始镇痛治疗？

目前，主张癌症患者一旦出现疼痛就应及早开始镇痛治疗，而不必忍受疼痛的折磨。疼痛会影响患者的生活质量，使患者无法正常睡眠、工作、娱乐等，部分患者还会出现抑郁、焦虑、消沉等心理障碍。早期的癌痛在疾病未恶化时，及时、按时用药比较容易控制，所需镇痛药强度和剂量也最低，还可避免因治疗不及时而最终发展成难治性疼痛。

240. 什么是非阿片类镇痛药？

非阿片类镇痛药是指镇痛作用不是通过激动体内阿片受体而产生的镇痛药物。按作用机制主要分为以下两类。

（1）非甾体抗炎镇痛药：具有解热镇痛，兼具消炎、抗风湿、抗血小板聚集[1]作用的药物。主要用于治疗炎症、发热和疼痛，如吲哚美辛、对乙酰氨基酚、芬必得（布洛芬）、萘普生、奇诺力（舒林酸）、西乐葆等。

（2）非阿片类中枢性镇痛药：作用于中枢神经系统，影响痛觉传递而产生镇痛作用，如曲马多、氟吡汀。

1　抗血小板聚集：是指有抗血栓形成的作用。

241. 什么是阿片类镇痛药？

阿片类镇痛药为一类作用于中枢神经系统，激动或部分激动体内阿片受体，选择性减轻或缓解疼痛，对其他感觉无明显影响，并能保持清醒的一类镇痛药物。镇痛作用强，还可消除因疼痛引起的情绪反应。阿片类镇痛药按药物来源可分为以下三类。

（1）天然的阿片生物碱，如吗啡、可待因。

（2）半合成的衍生物，如双氢可待因。

（3）合成的麻醉性镇痛药，哌替啶（杜冷丁）、芬太尼族[1]、美沙酮等。

242. 阿片类镇痛药物是治疗癌痛的首选吗？

阿片类药物是最古老的镇痛药，也是迄今最有效的镇痛药。世界卫生组织提出："尽管癌痛的药物治疗及非药物治疗方法多种多样，但是在所有镇痛治疗方法中，阿片类镇痛药是癌痛治疗中必不可少的药物。对于中度及重度的癌痛患者，阿片类镇痛药具有无可取代的地位。"在癌痛治疗中之所以对阿片类镇痛药的作用有如此高的评价，是缘于这类药物有以下三大特点。

（1）镇痛作用强：阿片类药物的镇痛作用明显超过其他非阿片类镇痛药。

（2）长期用药无器官毒性作用：阿片类药物本身对胃、肠、肝、肾等器官无毒性作用。

1　芬太尼族：包括芬太尼、阿芬太尼、苏芬太尼和瑞芬太尼等药物。

（3）无"天花板效应"：因肿瘤进展而使患者癌痛加重时，或用阿片类药镇痛未达到理想效果时，可通过增加阿片类药物的剂量提高镇痛治疗效果，其用药量无最高限制性剂量。

根据以上对阿片类药物的研究，认为阿片类药物是治疗癌痛的首选。

243. 口服阿片类镇痛药控释片控制疼痛趋于稳定，但有时会出现突发性疼痛怎么办？

突发性疼痛也称"暴发痛"，是指在持续、恰当控制慢性疼痛已经相对稳定基础上突发的剧痛。突发性癌痛常被患者描述为无规律性、散在发生、急性发作、持续时间短、瞬间疼痛加剧、强度为中度到重度，可以超出患者已控制的慢性癌痛水平。暴发痛可以是与原发性疼痛一致或者感觉完全不同的阵发性疼痛。暴发性癌痛可以因不同诱发因素而发作（与肿瘤相关、与治疗相关、伴随的其他疾病），病理生理机制也可能不同（伤害性疼痛、神经源性疼痛、复合性疼痛）。暴发痛可以干扰患者的情绪、日常生活（睡眠、社会活动、生活享受等），对疼痛的总体治疗产生负面影响。所以，及时治疗暴发性癌痛非常有必要。发生了暴发性疼痛的患者一定要告诉医生，而不要因为暴发痛的持续时间短而隐忍疼痛。目前，治疗暴发性癌痛的主要方法是在医生的指导下，使用合适补救剂量的即释或速释型阿片类药物，并根据暴发痛的原因合理应用辅助药物。

244. 阿片类镇痛药物的不良反应有哪些？出现后要停药吗？

阿片类药物常见的不良反应主要为便秘（发生率90%）和恶心、呕吐，其他包括眩晕、尿潴留、皮肤瘙痒、嗜睡及过度镇静、躯体和精神依赖、阿片过量和中毒、精神错乱及中枢神经不良反应。除便秘外，其他的不良反应一般出现在用药初期，数日后患者都会逐渐耐受或自行消失。出现便秘者可采用对症治疗，不影响患者继续用药。在医生正确指导下用药，其他少见和罕见的不良反应可减少或避免发生。所以患者不必担心阿片类药物会发生严重不良反应而停药。

245. 什么是药物的耐药性？镇痛药也能产生耐药性吗？

耐药性又称"抗药性"，指微生物、寄生虫或肿瘤细胞与药物多次接触后，对药物的敏感性下降甚至消失，致使药物对耐药微生物、寄生虫或肿瘤细胞的疗效降低或无效。镇痛药反复使用后也会产生耐药性，其结果导致镇痛作用下降，作用时间缩短，有些需要逐渐增加剂量才能维持其镇痛效果。

246. 什么是药物的依赖性？镇痛药会产生依赖性吗？

药物的依赖性俗称"药瘾"或"瘾癖"，它分为精神依赖和躯体依赖两种。

精神依赖又称"心理依赖"，也就是大家通常所说的成瘾性，是指患者对某种药物特别渴求，服用后在心理上有特殊的满足感。镇痛药物容易产生成瘾性，阿片类药物成瘾的特征是持续、不择手段地渴求使用阿片类药物，主动觅药，目的不是为了镇痛，而是为了达到"欣快感"，这种对药物的渴求行为会导致药物的滥用。对精神依赖的过于担心是导致医生和患者未合理使用阿片类药物的重要原因。大量国内外临床实践表明，阿片类药物用于癌症患者镇痛而成瘾者极其罕见。

身体依赖是指重复多次地给予同一种药物，使患者中枢神经系统发生了某种生理或生化方面的变化，致使对某种药物成瘾，也就是说需要某种药物持续存在于体内，否则药瘾大发产生戒断症状。阿片类药物成瘾表现为：用药一段时间后突然停用，患者出现流涕、流泪、打哈欠、出汗、腹泻、失眠及焦虑、烦躁等一系列戒断症状。戒断症状很容易通过逐渐减少用药剂量来减轻。

耐药性和躯体依赖性是阿片类药物的正常药理学现象，癌痛患者通常使用的是阿片类药物的控释或缓释剂型，极少发生精神（心理）依赖。癌痛患者如发生药物依赖性并不妨碍医生有效地使用此类药物。

247. 害怕增加阿片类镇痛药物剂量怎么办？

有些患者因害怕药物成瘾而不敢增加阿片类药物剂量，造成用药剂量不足，这样会导致镇痛不足，长期的疼痛刺激将使疼痛进一步加重，形成神经病理性疼痛等难治性疼痛，形成恶性循环。对于癌症患者，疼痛治疗的主要目的应该是根据患者具体情况，合理、有计划地综合应用有效镇痛治疗手段，最大限度缓解癌痛症状，持续、有效地消除或减轻疼痛，降低药物的不良反应，最大限度地提高患者的生活质量。理想的镇痛治疗应该是使患者达到无痛休息和无痛活动，消除疼痛是患者的基本权利，所以每个癌痛患者都不应该忍受不必要的疼痛，要相信疼痛是可以控制的，要在医生的指导下最大限度地缓解自己的疼痛。

248. 长期服用阿片类镇痛药物的患者有最大剂量的限制吗？

阿片类药物是目前发现镇痛作用最强的药物，并且没有"天花板效应"，镇痛作用随剂量的增加而增强，因此，并不存在所谓最大或最佳剂量。对个体患者而言，最佳剂量是指达到最有效镇痛作用的同时不良反应可以耐受的剂量。所以，只要镇痛治疗需要，就可以使用最大耐受剂量的阿片类镇痛药，以达到理想缓解疼痛。

249. 长效阿片类镇痛药物能否联合使用？

首先，要告诉患者联合使用长效阿片类药物是不规范用药，没有任何一个《癌痛诊治指南》推荐这样用药。其次，也没有必要这样做，在医生指导下可以通过增加单一阿片类药物的剂量来实现良好的镇痛效果。此外，还要告诉患者联合应用长效阿片类药物是有害的，两种长效类阿片药物作用机制相似，药理作用叠加，不良反应发生的种类有可能会增加、概率会增大，用药剂量不容易掌控，容易过量。一旦过量，出现的不良反应难以处理。

250. 一旦使用阿片类镇痛药就需要终身用药吗?

一些服用了阿片类镇痛药的癌痛患者在接受化疗、放疗、手术治疗或其他抗肿瘤治疗后,肿瘤得到了控制,疼痛明显减轻,这些患者想知道镇痛药是否可以停止服用。答案是只要疼痛得到满意控制,可以随时安全停用阿片类镇痛药。吗啡每天用药剂量在30～60mg时,突然停药一般不会发生不良反应。长期大剂量用药者,突然停药可能出现戒断综合征。所以长期大剂量用药的患者应在医生指导下逐渐减量停药。

251. 长期用阿片类镇痛药会成瘾吗?

对阿片类药物成瘾的恐惧是影响患者治疗疼痛的主要障碍。世界卫生组织对癌痛患者应用镇痛药已经不再使用"成瘾性"这一术语,替代的术语是"药物依赖性"。镇痛药药物依赖性不等于成瘾性,而精神依赖性才是人们常说的成瘾性。药物依赖性常发生于癌痛治疗过程中,表现为长期用阿片类药物后对药物产生一定的药物依赖性,突然中断用药会出现流涕、流泪、打哈欠、出汗、腹泻、失眠及焦虑、烦躁等戒断症状。癌痛患者因疼痛治疗的需要对阿片类药物产生耐受性(需要适时增加剂量才能达到原来的疗效)及药物依赖性是正常的,并非意味已"成瘾",不影响患者继续安全使用阿片类镇痛药。在医生的指导下,采用阿片类药物控释、缓释制剂,口服或透皮给药[1],按时用药等规范化用药方法,可以保证理想的镇痛疗效。

---

1 透皮给药:是指将药物涂抹或敷贴于皮肤表面,并通过皮肤吸收的一种给药方法。

252. 非阿片类镇痛药与阿片类镇痛药相比更安全吗？能多吃吗？

许多患者及家属认为，阿片类药物会成瘾，非阿片类药物比阿片类药物安全，可以多吃，其实这种想法和做法都不对。非阿片类镇痛药镇痛效果并不与用量成正比，当达到一定剂量水平时，增加用药剂量并不能增加镇痛效果，而且药物的不良反应将明显增加，这就是通常所说的"天花板效应"。如果在医生指导下做到阿片类药物的正确用药和个体化用药，可防止药物的不良反应，长期用药对肝及肾等重要器官无毒性作用。与之相比，非阿片类镇痛药长期用药或大剂量用药发生器官毒性反应的危险性明显高于阿片类镇痛药。非甾体抗炎药是非阿片类药中的一种，在用药初期大多无明显不良反应，但长期用药，尤其是长期大剂量用药则可能出现消化道溃疡、血小板功能障碍及肾毒性[1]等不良反应。大剂量对乙酰氨基酚可引起肝毒性。总之，如果正确使用，一般阿片类镇痛药比非阿片类药更安全。

253. 癌痛患者在接受其他抗肿瘤治疗的同时可以使用镇痛药吗？

许多癌症患者在进行化疗、放疗、手术治疗或其他抗肿瘤治疗的过程中出现疼痛，这些患者通常会担心镇痛药会影响抗肿瘤治疗的效果而尽量忍受疼痛。目前的研究显示，镇痛药对其他抗肿瘤药没有不

---

1 肾毒性：临床表现轻重不一，轻度时可为蛋白尿和管型尿，继而可发生氮质血症、肾功能减退，严重时可出现急性肾衰竭和尿毒症等。肾毒性可为一过性，也可为永久性损伤。可导致肾毒性的常见药物有某些抗菌药、抗肿瘤药、解热镇痛抗炎药、麻醉药、碘化物对比剂、碳酸锂等。

良影响，良好的镇痛可以有助于患者顺利完成其他抗肿瘤治疗。

254. 哌替啶（杜冷丁）是安全有效的镇痛药吗？

经常有一些患者会对医生说："我疼得很厉害，吃药没用，我要打杜冷丁。"这种观点是错误的。目前，世界卫生组织已不再推荐使用哌替啶（杜冷丁）作为癌痛患者的镇痛药物。哌替啶的镇痛作用强度仅为吗啡的1/10，在体内的代谢产物具有潜在神经毒性及肾毒性。此外，因哌替啶口服吸收利用率差，多采用肌内注射给药，肌内注射使患者注射局部产生硬结和新的疼痛感，不宜用于慢性癌痛的治疗。

255. 癌痛患者如果合并有神经病理性疼痛怎么办？

神经病理性疼痛是由于神经系统损伤或受到肿瘤压迫或浸润所致的一种难治性疼痛。患者在服用阿片类镇痛药的同时，应根据疼痛的不同表现联合应用其他辅助药物。表现为烧灼样疼痛的患者应加服三环类抗抑郁药，如阿米替林、多虑平等；表现为电击样疼痛的患者应加服抗惊厥药，如加巴喷丁、卡马西平等。

256. 癌痛患者除口服镇痛药外，还有哪些治疗方法？

癌痛的原因多样，性质复杂，所以癌痛的综合治疗也显得很重要。目前，癌痛治疗中应用的方法很多，除口服镇痛药治疗外，还有放疗、化疗、放射性核素治疗、神经阻滞、脊髓刺激、射频消融、中医中药辅助治疗及心理治疗等方法。

257. 心理治疗对治疗癌痛有意义吗？

癌痛的顽固和持续存在，使之比其他任何症状更易引起患者的心理和精神障碍、抑郁、焦虑等不良情绪，明显地加重疼痛的感知和体验，所以在控制癌痛的同时引入心理和精神治疗越来越受到人们的关注。心理治疗是通过宣传教育以及医生、患者、家属间的交流，让患者获得有关知识，采用转移注意力、放松训练、精神治疗等方法引导患者正确看待身体的感觉和现实，纠正错误认识，改善或重建对现实问题的看法和认识，改变身体对疼痛的反应，增强患者的治疗信心，对有效地控制癌痛能起到很好的辅助作用。

（八）营　　养

258. 营养和食物是一回事吗？

营养是机体摄取、消化、吸收、代谢和利用食物或营养素以维持生命活动的整个过程。而食物是维持人体生命和机体活动的最基本物质条件之一。营养是过程，食物是物质。人通过摄入食物满足机体营养的需求，完成生命新陈代谢和运动。

259. 什么是膳食？

膳食是指日常食用的饭菜。根据不同疾病的病理和生理需要，可以将各类食物改变烹调方法或改变食物质地而配制膳食，其营养素含量一般不变。医学上膳食的种类包括常规膳食、特殊治疗膳食、诊断用的试验膳食和代谢膳食。

260. 什么是平衡膳食？

平衡膳食是维持人体健康的最基本物质条件之一。包括充足的热量，足够的蛋白质，适量的脂肪，充足的无机盐、维生素，适量的膳食纤维和充足的水分。

261. 人体最基本的营养物质有哪些？有何作用？

维持人体健康的最基本物质条件包括：充足的热量——用以维持正常的生理功能及活动；足够的蛋白质——用以维持生长发育、组织修补更新及维持正常的生理功能；适量的脂肪——以提供不饱和脂肪酸特别是必需脂肪酸，同时可促进脂溶性维生素吸收；充足的无机盐、维生素——以满足生长发育和调节生理功能的需要；适量的膳食纤维——以助于肠道蠕动和正常排泄，减少肠内有害物质的存留；充足的水分——以维持体内各种生理过程的正常进行。

262. 营养不良常见症状有哪些？如何解决？

营养不良最常见症状是食欲减退，还有味觉迟钝、口干、吞咽困难、腹胀、便秘、腹泻等。①食欲减退症状可通过心理调整和改进食物加工方法来减轻。②味觉迟钝可少量多餐，多食水果、蔬菜，增加食物色泽和香味。③吞咽困难如症状不严重，可进软食，但不要进流食，以免造成食物吸入呼吸道。症状严重者，可采用管饲或肠外营养。④出现腹胀可少食多餐，餐后多活动，避免吃产气食物。⑤便秘与食入膳食纤维少、活动减少和使用麻醉药品有关。应多食纤维类水果、蔬菜。⑥腹泻多因化疗、腹部放疗或肠道手术所致。应调整饮食，多吃富含纤维素的食物，少吃刺激性食物。⑦恶病质是肿瘤晚期表现，应改善患者营养方式，提高生命质量。

263. 如何配制软食？

软食质软、易嚼，比普食更易消化。每天供应3餐或5餐（3餐外加2餐点心），主要适用于消化吸收能力稍弱的患者、低热患者、老年人、幼儿以及肛门、结直肠术后患者。能量供给每天在2200～2400kcal。食物中植物纤维和动物肌纤维须切碎煮烂。因食物中可能丧失维生素和矿物质，应额外补充菜汁、果汁等。

264. 如何配制半流质饮食？

半流质饮食是较稀软、呈半流质状态，易于咀嚼和消化的食物。

介于软食和流质饮食之间。主要适用于发热患者，口腔、耳鼻咽喉和颈部手术后患者。全天能量供给为1500～1800kcal。应少食多餐，每餐间隔2～3小时，每天5～6餐。主食定量每天不超过300g。

265. 如何配制流质饮食？

流质饮食是极易消化、含渣很少、呈液体状态的食物，简称"流食"。所供给能量、蛋白质及其他营养素均较缺乏，不宜长期使用。流食又分为流质饮食、浓流质饮食、清流质饮食、冷流质饮食和不胀气流质饮食。流食适用于高热、病情危重、术后患者。流质饮食每天供给能量800kcal，只能短期（1～2天）使用，少量多餐（6～7餐），不含刺激食物及调味品。

266. 肠内营养和肠外营养有什么不同，哪种方法更好？

肠内营养是采用经口、鼻饲等方式经过胃肠消化吸收获得人体需要的营养物质。肠外营养也称"静脉营养"，是指经静脉将营养素输入人体内，能输入人体内的营养素有葡萄糖、氨基酸、蛋白质水解物、矿物质、微量元素、维生素和脂类等。

只要患者能进食，应尽量采用肠内营养方式给予营养。肠内营养方法完全符合机体生理消化过程。肠外营养尽管补充了可以满足机体生理需求的营养，但长期使用肠外营养会造成肠屏障功能[1]低下，导致感染等并发症发生。

---

1 肠屏障功能：是指肠道上皮具有分隔肠腔内物质、防止致病性物质侵入的功能。正常情况下肠道具有屏障作用，可有效地阻挡肠道内寄生菌及其毒素向肠腔外组织、器官移位，防止机体受内源性微生物及其毒素的侵害。肠道除消化吸收功能外，其功能完整的黏膜屏障可防止细菌入侵，也防止吸收毒素。

267. 摄入营养素的高低与肿瘤的发生有关吗？

摄入营养素高或低都与肿瘤的发生有关，所以需要均衡的膳食。目前了解营养素的高或低与以下一些肿瘤的发病有关。

（1）高能量饮食可致肠癌、乳腺癌、肝癌、胆囊癌、胰腺癌、结肠癌、肾癌和子宫癌的发生率增高。

（2）高蛋白饮食可使淋巴瘤发生率增高，低蛋白饮食可使肝癌、食管癌发病率增高，而使乳腺癌发生率降低。

（3）高脂肪饮食可致乳腺癌、肠癌、前列腺癌发生率增高，低脂肪饮食使宫颈癌、子宫癌、食管癌和胃癌发生率增高。

（4）食用过少食物纤维可致结肠癌和大肠癌发生率增高。食用过多食物纤维可致胃癌和食管癌发生率增高。

（5）大量饮酒可致肝癌、口腔癌、喉癌、食管癌、乳腺癌、甲状腺癌、皮肤癌等癌症的发生率增高。

（6）维生素A缺乏可致口腔黏膜肿瘤、皮肤乳头状瘤、颌下腺癌发生率增高。

（7）维生素B_1和维生素B_2缺乏可致肝癌发生率增高。

（8）维生素B_{12}缺乏可致胃癌和白血病发生率增高。

（9）维生素C高摄入可降低胃癌、口咽部肿瘤、食管癌、肺癌、胰腺癌和宫颈癌的发生率。

（10）维生素E缺乏会导致肺癌、乳腺癌和子宫颈癌发生率增高。

（11）碘缺乏可致甲状腺和甲状旁腺癌发生率增高。

（12）硒缺乏可致乳腺癌、卵巢癌、结肠癌、直肠癌、前列腺癌、白血病、胃肠肿瘤和泌尿系统肿瘤发生率增高。

（13）高钙、高维生素 D 可使结直肠癌发生率降低。

（14）铁缺乏可致胃肠道肿瘤发生率增高。

（15）锌缺乏可使肺癌、食管癌、胃癌、肝癌、膀胱癌和白血病发生率增高。

268. 如何选择富含维生素的食物？

对于癌症预防或保健，推荐多吃新鲜蔬菜和水果。蔬菜、水果中不但含有丰富的抗氧化剂，如类胡萝卜素、维生素 C、维生素 E 等，还含有植物化学物质，包括萜类化合物、有机硫化合物、类黄酮、植物多糖等。这些植物化学物质具有抗氧化、调节免疫力、抑制肿瘤等作用。有充分证据表明蔬菜和水果能降低口腔、咽、食管、肺、胃、结直肠等癌症的发病风险。常见维生素、微量元素、宏量元素含量丰富的食物见表3。

表3　食物来源及所含营养素

食物来源	营养素
鲜枣、柑橘类、刺梨、木瓜、草莓、芒果、西蓝花	维生素 A
动物肝、甘薯、胡萝卜、菠菜、芒果	维生素 B_1
猪里脊肉、绿茶、糙米、花斑豆、烤土豆	维生素 B_2
玉米、紫米、黑米、大麦、菠菜、鸡肉、鲑鱼	维生素 B_3
鸡肉、金枪鱼、牛肉、花生	维生素 B_{12}
牡蛎、螃蟹、牛肉、鲑鱼、鸡蛋	叶酸
菠菜、橘子、莴苣、生菜	维生素 D
蛋黄、动物肝、鱼类、强化牛乳	维生素 E
坚果类、植物油类、鹅蛋黄、木瓜	铁
猪肝、鸡肝、牡蛎、牛肉、什锦豆类	硒

食物来源	营养素
坚果、猪肾、金枪鱼、牛肉、鳕鱼	锌
牡蛎、小麦胚粉、山核桃	钙
酸奶、奶酪、牛奶、沙丁鱼、豆干、黑芝麻、香蕉、黑加仑、龙眼、小麦胚粉、豆类、干银耳、紫菜	钾

（九）正在探讨的其他治疗方法

269. 我们为什么需要新药?

"有病吃药"是我们常说的一句话，而且只有"对症下药"，病才有可能治好。但是在癌症治疗过程中，即使"对症下药"了，病还不一定能治好。因为癌细胞们太狡猾了，它们的环境适应能力非常顽强，并且始终处于不断的变化中。它们是从患者体内叛变出来的敌人，会根据曾经杀伤它的各种武器来改变自己，以避免自己受到再次攻击，这也就是医生常说的"耐药"。新药就是以前没有用过的药，癌细胞还不认识它们，也就是"敏感"的。人们要不断研制抗肿瘤新药，直到它们能够从患者的身体中彻底清除癌细胞，患者才得以健康生存。

270. 我们为什么会有新药?

随着对癌症认识的不断深入，目前人们已经找到许多办法来对抗肿瘤。抗癌药物发挥作用的途径多种多样。有的利用细胞周期的差异杀死肿瘤细胞，有的通过代谢途径抑制肿瘤生长，有的阻断肿瘤细胞的信号传导或阻断癌细胞的营养供给，人们也可联合使用不同机制的抗癌药物来杀灭肿瘤。遗憾的是，多数肿瘤患者最终仍会产生耐药。近年来，科学家们发现了许多癌细胞生长、扩散过程中出现新的目标点，即靶点。科学家们针对这些靶点研制靶向药物，能够更加高效精准地杀伤癌细胞而减少对正常细胞的攻击。随着我们对癌症认识的不断增长，终将会有更多新药被研制出来用于治疗肿瘤、克服肿瘤耐药的问题。

271. 什么是抗肿瘤新药临床试验？

对于任何一种药物，我们都要了解其安全性和有效性，这样在临床使用时才有把握。怎样才能了解药物是否安全和有效呢？这就必须要通过这个药物的临床试验。药物的临床研究项目越多，研究结果越丰富，对我们了解这些药物就越有利。也就是说，每个药品必须要经过"考试"，合格后才能够进入临床使用，临床试验是每个在市场上出售的药品必须经过的一关。抗肿瘤药物都必须要经肿瘤患者的试用，以保证其疗效和安全性。一个全新的抗肿瘤药物在进入人体临床试验之前需要进行多项临床前研究，先在动物体内进行各种药物代谢、毒理方面的研究，然后才能在健康人和患者体内进行Ⅰ～Ⅲ期的临床试验。如果临床研究结果证明该药是安全、有效的，它才能进入市场，为广大患者使用。

272. 抗肿瘤新药是怎样研发出来的?

新药的研发简单来说可以分为临床前研究和临床研究。临床前研究指从药物筛选开始到进行各种动物实验的过程，一般要进行药理实验、急性毒性实验、长期毒性实验、药代动力学[1]实验、致畸实验、致癌实验、过敏实验等，能够在动物体内得到的试验数据都会在实施人体试验前完成。这些动物实验不仅在小动物，如小鼠、大鼠身上进行，还要在大动物，如犬、猴等哺乳动物身上进行。动物实验资料要送到国家药品监督管理部门，经过严格的审批后才可能获得进入临床研究的批文。从药物筛选到进入临床研究只有百分之几的成功率，仿制或改良的药物成功率会高一些，但会受到知识产权的限制。在我国进入临床试验的新药都必须有国家药监部门正式批件，文件号可以通过正常途径查到，临床试验在与患者签署的知情同意书中一般都要注明这个批准文号，以证明这项试验的合法性。一个新药需要进行三个期别（Ⅰ、Ⅱ、Ⅲ期）的临床研究，一般需要500名以上的患者参与临床试用。若临床试验结果良好，证明该药物的疗效和安全性均较高，药物才能最终获批上市。上市后，药企还会对该药物在广大患者中的使用情况进行收集、分析，以进一步了解其疗效、不良反应等情况，称为Ⅳ期临床研究。总的来说，抗肿瘤新药研发过程十分复杂，仅有约5.1%的新药能通过重重考验最终成功上市。

---

1 药代动力学：是定量研究药物在生物体内吸收、分布、代谢和排泄规律，并运用数学原理和方法阐述血药浓度随时间变化的规律的一门学科。

273. 一个新药的研发需要多长时间？为什么？

由于新药的每项临床研究都需要严格按照试验方案进行，对需要观察和研究的病种或瘤种有严格的入选标准和排除标准，每位患者必须自愿参加试验，因此临床试验需要很长时间才能收集到足够数量的病例。Ⅰ期和Ⅱ期临床试验分别需要约2年，Ⅲ期临床试验也需要2～3年，加上每个期别之间还要得到国家药监部门的审批，在顺利的情况下也需要10年左右才能完成。如果在新药探索期间出现了一些意外情况，就需要更长的时间。新药在研究的任何一个阶段都有被淘汰的可能性，所以一个新药的诞生就像一个新生儿的孕育和出生一样，需要经过精心的设计和实施，中间任何环节出现问题都可能使它不能上市。

274. 如何能够参加新药临床研究？

众所周知，手机、电脑等产品最先进的型号都在实验室里，抗癌新药也是如此，最新的药物都尚处在临床试验中。因此，参加临床研究可以是肿瘤患者的一种有利选择，特别是多种治疗手段失败或晚期的癌症患者，参加临床研究可能是一种更有希望的选择。

参与临床研究最重要的是信息，这些信息可以通过在医院就诊时询问医生、留意张贴在医院走廊上的招募广告、向专门开展新药临床研究的部门询问获得，也可以通过药物临床试验登记与公示平台搜索想要参加的临床研究。抗癌新药的临床试验都是和治疗相结合的，临床研究者（医生）与自愿参加试验的患者都要根据研究方案的要求进行双向选择，才能最终确定。

275. 什么是 I 期临床试验？

I 期临床试验是检验新药对健康人及患者是否有毒性或其他害处的临床研究，其目的包括初步的临床药理学研究、人体安全性评价试验及药代动力学试验并初步观察疗效，为后续 II 期临床研究制订给药方案提供依据，一般需要 20 ～ 80 名受试者。人体安全性评价通过耐受性试验来完成，主要目的是初步了解试验药物对人体的安全性情况，观察人体对试验药物的耐受及不良反应。药物代谢动力学试验是要了解试验药物在人体内吸收、分布、代谢、排泄的特点。

276. 什么是 II 期临床试验？

II 期临床试验是检验新药是否有疗效的临床试验，其主要目的是初步探索试验药物对目标适应证[1]患者的治疗作用和安全性，确定新药的最佳使用剂量，为 III 期临床试验研究的设计和确定给药方案提供依据，一般包括几十到数百位患者。II 期临床试验常进行两组人群对照的试验，即参加试验的人群分为试验药组与对照药组或安慰剂组，两组对照作为参考来确定试验药物的疗效。有的 II 期试验也会只设一个试验组，单独看这个药物的疗效，并把这个疗效与已有的资料进行对比，这样的试验设计所需例数相对较少。

---

1 适应证：指某一种药物或诊断治疗方法所能诊断治疗的疾病范围或疾病状态。

277. 什么是Ⅲ期临床试验?

Ⅲ期临床试验是检验、确证新药的最适剂量、用法、安全性及治疗作用的临床研究,其目的是进一步确证药物对目标适应证患者的治疗作用和安全性,评价患者受益与风险的关系,最终为药物注册申请的审查提供充分的依据,一般包括数百至数千名患者。依据研究目的的不同,可将Ⅲ期试验分为优效试验、等效试验和非劣效试验。

278. 什么是Ⅳ期临床试验?

Ⅳ期临床试验是新药上市后由申请人进行的应用研究,目的是考察在扩大患者群体使用条件下的药物疗效和不良反应,评价在普通或者特殊人群中受益与风险的关系,是在药品说明书指导下用药的研究。Ⅳ期临床研究可以补充Ⅱ、Ⅲ期临床研究中未观察到的不良反应,尤其是在老年人、肝肾功能较差患者、心血管疾病患者等特殊人群用药后可能产生的不良反应,而这些人群在前期的临床试验中都是被排除的。

279. 什么是临床研究中的知情同意?

为了保护受试患者参加临床研究中的权益,帮助其了解研究药物的性质及试验的过程,国内和国际上都建立了《新药临床试验质量管理规范》(good clinical practice,GCP),简称"GCP规范"。要求所有临床研究都必须通过伦理委员会审批,审批的内容包括临床研究方案、知情同意书等。知情同意书是向参加临床研究的受试者（健康志愿者及患者）提供的一份书面文件。参加临床研究之前，研究者（临床医生）会就这份告知书的内容向受试者讲解，其中包括临床研究的内容、背景、新药的作用机制、已经获得的临床研究结果、将要开展的临床研究内容、受试者可能面临的风险、可能得到的受益等，最重要的是受试者必须自愿参加，而且随时可以自主退出，受试者的隐私是得到保护的。受试者可以在医生与他进行知情同意谈话时充分提问并应得到答案，患者在自愿的情况下签署知情同意书，同时可以保留这份同意书。签署知情同意书后就意味着参与了临床研究。患者在参与临床研究时，也是临床研究的重要成员，他是整个研究组的观察对象，会得到所有研究者的关心和照顾。作为受试患者，如果愿意参与临床研究，就应当积极同医生（研究者）配合，包括及时向医生汇报自己的感受、不适，及时到医院就诊，进行各种检查等。在家服药时要认真记录服药情况，填写患者日志，必要时还要定时测量血压等。这些内容都是临床研究中需要观察的安全性资料，这些对于评价药物的安全性和有效性极为重要。因此，配合临床研究工作是受试者的义务，受试者有责任把自己的真实情况告诉医生，以便医生评价并对他的治疗做出正确的决定。如果患者的疾病进展了或者医生认为他已不适合留在研究中，医生会让他终止研究，并且为他提供其他适合的治疗方案，这时受试者要服从医生的决定。值得注意的是，知情同意书中通常有两个联系方式，一个是医生的电话，一个是伦理委员会的电话，受试者有关于研究或医疗方面的问题可以打电话给研究者，如果有关于受试者权益方面的问题可以与伦理委员会联系，将会得到相应的解答。

四、复查与预后篇

280. 肺癌患者治疗结束后多长时间复查?

肺癌患者治疗结束后应该定期复查,以便在最早的时间内发现病情变化。早期患者通过复查尽早发现复发或转移病灶,而晚期患者同样也能尽早发现疾病进展,有利于尽早治疗。但是,由于现有影像学技术存在一定量的辐射,且花费较高,复查过于频繁也存在许多弊端。那么,多长时间复查一次为好呢?目前国内外还没有统一的认识,一般患者应几个月复查一次。对于早期患者,《临床治疗指南》推荐前两年每4~6个月进行一次体检+胸部增强CT检查,以后每年检查一次,并劝告患者戒烟。若身体不舒服可以随时进行检查。而对于晚期患者一般复查频率较高,建议每3个月复查一次,如果有特别的不适应随时复查。

281. 复查时检测肿瘤标志物正常,是否还要进行影像学检查?

预测恶性肿瘤复发和判断预后是肿瘤标志物在临床中应用的重要作用。在病情监测过程中,肿瘤标志物的异常升高应警惕肿瘤复发或进展。如果复查过程中发现肿瘤标志物正常,是否提示病情控制稳定,不需要继续进行影像学等检查呢?

事实上,即使复查中发现肿瘤标志物正常,患者仍需遵医嘱做进一步检查,主要有以下两方面的理由:①肿瘤标志物是恶性肿瘤发生过程中肿瘤细胞分泌或肿瘤细胞破坏而释放入血的抗原成分,当肿瘤较小或肿瘤细胞释放的抗原量较少时,释放入血的抗原成分非常有限，可能无法被现有的技术检测到。②肿瘤细胞本身存在异质性，即使相同病理类型、相同临床分期的患者，其血清肿瘤标志物的浓度也可能存在很大差异。因此，并不是所有的肿瘤复发时均会伴有肿瘤标志物升高。综上所述，单靠肿瘤标志物的检验结果是无法判断病情的，患者需遵医嘱做进一步检查。

282. 复查发现肿瘤标志物升高，应该怎么办？

治疗和病情监测过程中，医生往往会定期检测患者的血清肿瘤标志物水平，作为判断病情的参考依据。如果复查中发现肿瘤标志物较上次检测明显升高，首先要警惕肿瘤复发或进展，建议患者遵医嘱及时进行影像学检查等。值得注意的是，除肿瘤外，血清肿瘤标志物的测定还受到许多因素的影响，如饮酒、服用某些药物、炎症、息肉、增生性病变等，不排除单次检测存在某些干扰因素导致假阳性的可能，因此，只有连续、动态观察肿瘤标志物的变化才能作为判断依据，患者应遵医嘱复查肿瘤标志物。

五、心理调节篇

283. 是否应该如实告知患者病情？

大多数患者得知病情后一般都有情绪变化的过程。首先表现为震惊、麻木、否认，对危机表现为一定的情感距离，而不是深陷痛苦之中。数天之后才表现为明显的痛苦、焦虑、忧郁甚至愤怒。但随着时间的推移患者又会逐渐表现出对疾病的适应性，特别是随着治疗的开始，在其他人的帮助下很快会过渡到接受期，并与医护人员很好配合治疗，焦虑、抑郁程度明显减轻。不知道自己病情的患者在忍受疾病的打击和接受治疗感到痛苦时，如果得不到周围环境正确的引导和帮助，随着病情的进展会表现出明显的消极应对行为，焦虑、抑郁程度不断加重，对未来充满迷惑与绝望，甚至可能采取一些悲观绝望的应对方式。

所以，尽管患者知情后会有一些负面心理活动，但在正确引导下会很快度过这段心理活动期，转而积极应对疾病。通过告诉患者癌症是可以治疗的，帮助其正确认识疾病，了解当前的医疗水平和发展趋势，积极开导患者，提供患者之间交流机会，这些都会消除患者的不确定感，从而促进适应性反应，可使其焦虑、抑郁的程度明显减轻。而对患者隐瞒病情的消极方式会使病情随着时间而逐渐加重，不利于患者的治疗。

284. 怎样正确面对患恶性肿瘤的事实？

肿瘤在我国患病率越来越高，逐渐已超越心脑血管疾病的发病率，所以，人人都可能得肿瘤，得了肿瘤并不奇怪。与此同时，随着科学技术的不断发展和人们对肿瘤知识的不断普及，肿瘤的控制率得到了很大的提高。虽然肿瘤对人的身体危害极大，但得了肿瘤只要及时进行科学合理的治疗，很多患者都可以达到长期生存或治愈肿瘤的目的。美国国家癌症研究所的统计显示，目前恶性肿瘤的总体5年控制率已达60%，尽管有些肿瘤的控制率仍很低，但相当多的肿瘤治疗效果都有了很大提高，这是医学发展对人类的巨大贡献。一旦确诊恶性肿瘤后，患者和家属一定要镇静，千万不要惊慌失措，全家人安静地坐下来商讨一下，共同寻找正确的解决方案。如选择就医的医院、家属如何协助、手头事情的安排、治疗时间的保障、治疗经费的筹措等。紧张、焦虑、绝望、胡思乱想、盲目乱投医只会耽误治疗时机，加重患者的病情。罹患恶性肿瘤后，应到正规的肿瘤专科医院或三级甲等综合医院的肿瘤专科接受治疗，以保证取得尽可能好的疗效。

285. 肿瘤治疗效果不理想怎么办？

目前认为肿瘤的治疗与慢性疾患的治疗相似，不会一次就能治好。肿瘤治疗有以下几种目的：首先，通过综合治疗的方式使肿瘤完全消失，达到完全治愈的目的，这也是患者最期望达到的疗效；其次，患者长期带瘤生存，定期服用药物，或是进行一定的治疗，使肿瘤在一定时间内不发展，得到有效的控制；再次，在肿瘤进展时，经过一定的治疗，缓解患者的症状，如疼痛、呼吸困难等。这些都是治疗要达到的目标，与治疗感冒的彻底痊愈是不同的。

在选择治疗方案时，医生会对患者进行评价，如果患者综合情况较好，有可能完全消除肿瘤，这也是我们所说的肿瘤治疗想达到的第一个目标。但是，因为期望值高，一旦肿瘤复发或转移，患者通

五、心理调节篇

常会丧失信心、感到沮丧。其实肿瘤复发或转移并不意味着没有办法治疗，此时就设定第二个肿瘤治疗的目标，患者应该采取积极的态度，听取医生的建议，通过适当的治疗，使自己能够带瘤生存，保持相对正常的生活。如果治疗不理想，到达了晚期，也可以通过一定的姑息治疗，使患者在精神上、身体上尽量减少压力。就像有些慢性疾病（如糖尿病、脑血管疾病）一样，需要长期服用药物。因此，应该正确对待肿瘤的治疗，明确治疗的目的，和医生一起共同与疾病作斗争，达到一个良好的生活状态，和家人朋友一起幸福地生活。

286. 如何保持积极、乐观的心态？

即使内心很坚强的人，在面对突如其来的疾病都不可避免地会出现心理的波动，无论是在确诊疾病时的怀疑与恐惧，还是在治疗和康复中的困惑与无助，这些都是正常的心理过程。但不良情绪郁结不散，会严重影响身体的康复。因此，患者需要有意识地进行自我心理调节，来减轻内心的痛苦。如适当地进行自我宣泄，向家人、朋友、医护人员诉说，相信会获得大家的理解和帮助。而不应将不良情绪埋在心底，个人忍受。患者要坚定战胜疾病的信念，并且通过不断暗示自己与其他人一样，是个"健康人"的自我鼓励方式，以及深呼吸、冥想、听舒缓音乐等方式来放松心情，感受宁静与平和。在身体允许的情况下，选择并参与自己喜欢的文体、娱乐活动，如太极、瑜伽、跳舞、读书、旅游等。适度的锻炼也是缓解心情的好方法，往往会收到意想不到的效果。以"过好每一天"的态度来应对疾病，努力让自己活在现实中，既不后悔昨日，也不预测明天，坚强、愉悦地过好今天。积极、乐观、向上的心态，将是战胜病魔最有力的武器！肿瘤恶性程度很高的患者最后治愈的例子不计其数。

287. 患者如何尽快回归家庭、回归社会?

在经过一段时间的治疗后，疾病是治愈或是进入一个稳定的状态，患者就会面临下一个问题，即如何将"患者"这个角色顺利转变回"爱人""父/母""子/女""同事"等角色。患者可能会闷在家里怕见人，也怕跟人聊与疾病相关的话题。这时如果别人太关心会觉得自己可怜，不关心又会认为他人冷漠。而这种故步自封的状态会让患者越发孤独，甚至还会增加恐惧感，这对康复极端不利。患者应该试着敞开心扉，首先从与伴侣、亲人、朋友倾谈开始，对亲朋好友说出心中的希望与恐惧，在沟通、交流和分享中获得理解与支持，回归到家庭温暖的氛围中。接下来，患者应该主动走进社会，可以参加一些团体活动，如病友俱乐部、兴趣爱好俱乐部、丰富的文体活动等，视抗癌明星为榜样，积极参与病友间的沟通与交流。通过上述活动可以减少孤独与恐惧感，再加上适时进行自我心理调节，就可以逐步回归到正常的生活中去，恢复积极向上、豁达乐观的生活态度。

288. 如何以平常心面对复查?

有的患者出院后不愿再到医院接受复查，大有"我与癌症一刀两断"的感觉，其实这是一种逃避心理，害怕疾病的复发与转移，不愿、不想，也不敢去面对，只是一味地躲避。但是不到医院复查，一旦身体出现问题就会错过最佳的治疗时期，失去挽救生命的机会，那将追悔莫及。因此应勇于面对疾病，认识到复查也是今后身体康复必需经过的一个阶段，既然治疗已经有了好的效果，就要善始善终，将复查进行到底。

复查前后的心理波动，又是很多患者面临的另一大难题。有的患者每当要去医院复查前都会万分紧张与焦虑，害怕真的复发了，那种恐惧与不安萦绕心头、挥之不去，直至复查结果显示一切正常，在心理学上这种现象被称为"达摩克利兹综合征"。那么如何克服紧张和焦虑的情绪呢？除进行自我心理调节外，患者还可以尝试放空自己，什么都不想，只是尽自己最大的努力做好当前的事，这样可以在复查前后获得一些内心的平静。如果这些方法都不能缓解患者的紧张、焦虑，甚至失眠等症状时，应当到正规的心理门诊就诊。

289. 肿瘤复发了怎么办？

恶性肿瘤是一种慢性疾病，复发的原因有很多，除了肿瘤本身的原因，还有患者自己的心态和情绪，而心态和情绪可以通过患者自身努力得以控制和调整。逃避、恐惧对疾病的好转无任何帮助，只能是暂时的。因肿瘤复发、转移产生的悲观、失望的负面的情绪，对疾病的预后十分不利。因为吃不好、睡不着，精神状态不佳，都会导致抵抗力下降，从而导致身体状况的恶性循环。复发、转移不等于死亡，采取积极的态度，把有限的精力集中在积极解决现有的问题上，持之以恒地与肿瘤作斗争，往往会得到意想不到的效果。

（1）建立良好的医患关系，相互信任、相互尊重可以增强医患共同抗癌的信心，有利于医生为患者制订最佳的治疗方案，有利于患者积极配合医生治疗。只有在这种坚持不懈的努力下，才有可能随着新药、新的治疗方法的出现，争取到治愈肿瘤的机会。

（2）家人、朋友对患者生活、情感上的帮助、支持很重要。患者内心的担忧、疑虑，可以向家人、朋友诉说。情感上，家人、朋友可以为患者分忧解愁，帮助患者树立信心，共渡难关；生活上，家人、朋友可以陪伴患者、料理家务，提供无微不至的照顾，并协助患者与医务人员沟通，帮助患者做出决定。从以上两个层面上说，家人、朋友是最好的参谋。

（3）如果患者心情持续不好，心理压力大，应及时向心理医生寻求帮助。一些人认为看心理医生就是得了精神病，顾虑重重。其实，心理医生可以为患者打开心结，消除或减轻负性情绪，释放心理压力，有助于提高治疗效果。

（4）转移注意力，做力所能及的事。得知复发或是转移后，之前建立的信心可能又被摧垮。这时要尽快调整，重新建立目标，重新燃起斗志。切忌独自在家苦思冥想，可以做做家务，也可以选择出去旅游，或把自己的抗癌心路记录下来。

（5）养成良好的生活习惯，适当锻炼、合理饮食、规律作息。保持良好的身心状态，为新的治疗做准备。

290. 如何应对失眠？

由于患肿瘤后的心理负担、经济压力、疼痛、睡眠习惯的改变、治疗的副作用，或者住院后环境改变等因素，常导致患者失眠。失眠又常导致其体力、精力消耗，心理痛苦加剧，生活质量降低，进而影响对放化疗的配合。目前在失眠治疗上存在着一些误解，患者、家属往往过度关注药物的副作用，夸大了睡眠药物的依赖性，从而对失眠关注不足。针对不同失眠情况，应采取不同的措施。

（1）做好睡觉前的准备：睡觉前的准备应因人而异，对于疼痛的患者给予镇痛剂，恶心、呕吐患者给予止吐药，对睡前有特殊嗜好的，如喝牛奶、喝饮料应给予满足，有条件者可以做身体按摩。

（2）住院患者很常见的失眠情况是睡眠时间颠倒了，就是白天输液时睡觉，晚上睡不着，这种情况下首先要建立健康的睡眠习惯。

（3）一过性失眠（不是一贯失眠）的患者，一旦导致失眠的原因消除，症状即可缓减或消失，这种情况一般不需要用药物治疗，或者在医生的指导下服用小剂量快速排泄的安眠药一两天，可能就解决问题了。

（4）短期失眠的患者可通过心理治疗，解除紧张因素，提高适应能力。避免白天小睡，不饮用含咖啡因的饮料，睡前散步或饮用适量的温牛奶等帮助改善睡眠。也可以在医生的指导下短期服用安眠药物。

（5）慢性失眠的患者，应咨询专业的神经、精神科专家以及心理专家进行必要的评估、调整。

291. 患者如何克服对死亡的恐惧？

其实，癌症不过是一种慢性病，只是程度较重些罢了。带瘤生存数年、数十年的人不在少数，恢复痊愈的也有。治愈癌症，除医生和药物外，更主要的是靠自身的抵抗力、免疫力和自愈力。如果一听是癌症就焦虑、恐惧不已，反而会降低自身免疫力，甚至加重病情。如果放下恐惧，坦然应对，保持精神生命和自然生命良性互动，病情反而会减轻，恢复和治愈的可能性会更大。首先自己要有希望，才会真有希望。

退一万步说，人生自古谁无死？生命有始有终，有出生就有死亡，生命的周期不可逾越，每个人都要走完自己的人生。生命的最后一程怎样走完，往往也是身不由己。不如顺其自然，从容面对。曾经有一位女患者在得知自己患了癌症之后，依旧活跃在大学的讲坛上，最后以一篇"变暗淡为辉煌"的留世之作向她的学生们告别。她战胜了自己，超越了生命，令人敬仰。还有一位患者，几次病危，几次住进重症监护室。朋友们干脆就在这个时候把挽联和悼词念给他听了，活着的时候看见自己的"盖棺定论"，也算是人生一件幸事，或是一种生命的智慧，达到了一种超越的境界。既然人人不可避免地走入生命的最后一程，为什么要恐惧呢？为什么不走得平和些？走得潇洒些？走得有尊严些？！

六、预防篇

292. 癌症可以预防吗？

很多人认为癌症纯粹是由于基因、运气不好或者命运所致。但是，科学研究告诉我们癌症其实是基因、环境和生活方式综合作用于人体的结果，其中很大一部分癌症可以通过预防进行控制。约1/3的癌症完全可以通过改变生活方式进行预防。虽然医学的进步使更多的癌症患者得到更好的治疗，但是多数患者并不能完全治愈，只能改善生存质量和控制病情，延缓生命，因此控制癌症最有效的方式还是预防癌症的发生。

293. 哪些生活方式有助于预防癌症？

癌症可以通过改变不良的生活方式进行有效预防，即俗话说的"管住嘴和迈开腿"，具体说来包括以下几个方面。

（1）健康饮食：多摄入新鲜水果、蔬菜和全谷类食品，限制饱和脂肪和加工肉类食品的摄入。

（2）保持健康体重：保持健康的体重，避免肥胖。

（3）适量运动：进行适量的有氧运动，如散步、慢跑、游泳等，以及肌肉锻炼。

（4）戒烟：避免吸烟和二手烟。

（5）限制饮酒：限制饮酒量，或者最好避免饮酒。

（6）避免暴露于致癌物质：减少接触致癌物质，如阳光紫外线、化学物质和放射性物质。

（7）接种疫苗：接种预防人乳头瘤病毒（HPV）和乙型肝炎病毒

（HBV）感染的疫苗，以预防相关癌症的发生。

（8）定期体检：定期进行体检，包括乳腺癌、宫颈癌、结直肠癌等常见癌症的筛查。

这些生活方式虽然不能完全预防癌症，但是采取这些健康的生活方式可以帮助维持身体健康并降低患癌症的可能。

294. 如何预防职业相关癌症？

预防职业相关癌症的关键在于减少接触致癌物质的机会，预防措施主要包括以下几点。

（1）遵守安全操作规程：遵守工作场所的安全操作规程，包括正确使用个人防护装备，如口罩、手套、护目镜等。

（2）通风和排风系统：工作场所应该有良好的通风和排风系统，以减少员工暴露在有害气体、粉尘和化学物质中的时间。

（3）避免接触致癌物质：尽量避免接触已知的致癌物质，或者采取措施减少接触，如使用替代品或采取工程控制措施。

（4）定期体检：定期进行职业健康检查，检查是否有职业相关的健康风险，并及早发现潜在的健康问题。

（5）教育和培训：为员工提供有关职业健康和安全的培训和教育，使他们了解如何保护自己免受职业相关致癌物质的危害。

（6）监测和评估：定期监测工作场所的空气质量和化学物质浓度，并进行评估以确保员工的安全。

这些措施可以帮助降低在职场暴露于致癌物质的风险，从而预防职业相关癌症发生。

295. 如何通过锻炼和体力活动降低癌症风险？

我国将每周锻炼频率≥3次、每次≥30分钟定义为经常锻炼，未达到该标准的为偶尔锻炼。以下是一些关于如何通过锻炼和体力活动降低癌症风险的建议。

（1）有氧运动：有氧运动包括快走、慢跑、游泳、骑自行车等，可以提高心率和呼吸频率。进行有氧运动可以帮助维持健康的体重，提高免疫系统功能，降低患癌症的风险。

（2）肌肉锻炼：进行肌肉锻炼，如举重、俯卧撑、仰卧起坐等，有助于增强肌肉力量和耐力，改善身体代谢，降低患癌症的风险。

（3）每周锻炼时间：根据美国癌症学会的建议，成年人每周至少应进行150分钟的中等强度有氧运动或75分钟的高强度有氧运动，结合肌肉锻炼，以降低患癌症的风险。

（4）坚持运动：重要的是坚持运动，使其成为生活的一部分。持续的运动可以帮助维持健康的体重，改善心血管健康，降低患癌症的风险。

需要注意的是，进行运动时应根据个人的健康状况和体能水平选择适合自己的运动方式和强度。如果有慢性疾病或其他健康问题，最好在开始新的运动计划前咨询医生的意见。

296. 如何通过控制体重降低癌症发生风险？

需要通过体重指数公式确定体重是否在健康范围内。对于部分人来说，体重控制在理想范围内比较困难，或许首先应该调整生活方式，健康饮食，减少饮食量并积极锻炼身体，这样能保证体重不再增加，随后逐步降低体重，达到通过体重的控制最终能降低癌症的发生风险的目的。目前我国居民生活水平较前明显改善，越来越多的人出现超重和肥胖，同时我们应该从儿童做起，加强对学生的健康教育。

297. 如何通过控制饮食降低癌症发生风险？

通过均衡的健康饮食能有效降低癌症风险。平时应注意多摄入纤维、水果和蔬菜，同时限制红肉、加工肉类等腌制食物及盐的摄入。红肉是指烹饪前呈现红色的肉，包括猪肉、牛肉、羊肉、鹿肉、兔肉等所有哺乳动物的肉，加工肉类包括腊肠、腊肉、火腿等。

298. 是否应该相信某些宣传中所讲的抗肿瘤饮食？

我们常在大量广告宣传中听过某些特殊食品或"抗肿瘤食品"对我们的身体非常有益。然而，目前科学界对于抗肿瘤饮食的效果并没有一致的结论，因此需要以谨慎的态度对待这些宣传。一些宣传中所提到的抗肿瘤饮食可能包括高抗氧化物质的食物、富含维生素和矿物质的食物、低糖饮食、素食或者特定的饮食模式等。虽然这些饮食模式可能有益于健康，但是目前并没有足够的科学证据表明它们可以直接预防或治疗癌症。在面对这些宣传时，我们可以采取以下措施。

（1）寻求专业意见：如果你对抗肿瘤饮食有疑问，最好咨询医生或营养师的意见。专业人士可以根据个人的健康状况和需求，给出科学的建议。

（2）均衡饮食：无论是否相信抗肿瘤饮食，都应该均衡饮食，摄入多种营养素，包括蔬菜、水果、全谷类、健康蛋白质和健康脂肪。

（3）注意生活方式：除了饮食，健康的生活方式也包括适量的运动、戒烟、限制饮酒等，这些都对预防癌症和其他慢性疾病有益。

总之，对于宣传中所讲的抗肿瘤饮食，应该保持理性，不要轻信，并在做出任何改变饮食习惯的决定前，先咨询专业人士的意见。

七、肺癌知识篇

299. 什么是肿瘤的高危人群？

肿瘤的高危人群是指那些患某种癌症的风险比普通人群更高的人。高危人群的界定是相对的，不同的肿瘤、不同的地区其高危人群可能有很大不同。如吸烟多年的老年男性，对于肺癌来说即是高危人群。一般来讲，肿瘤的高危人群具有以下特点。

（1）遗传因素：肿瘤是个体遗传基因错乱与环境中致癌物质相互作用的结果。某些肿瘤有家族聚集性和遗传易感性，即有肿瘤家族史的人比一般人患肿瘤的机会要大。特别是一级亲属中有患肿瘤的人，更容易患上同样的肿瘤。

（2）年龄：尽管肿瘤可能发生在任何年龄，但随着年龄的增长，肿瘤的发病率也会增加。一般来说，50岁以上的人更容易患肿瘤，应视为肿瘤危险人群。定期体检可以早期发现肿瘤。

（3）生活方式：长期吸烟、饮酒、不健康的饮食习惯、缺乏运动等不健康的生活方式都会增加患癌症的风险。

（4）暴露于致癌物质：长期接触致癌物质，如化学品、放射线等，也会增加患肿瘤的风险。

（5）治疗后的肿瘤患者：如果没有得到根治，肿瘤还会复发或转移，肿瘤患者中相当一部分患有重复癌，而且肿瘤患者身上还可能存在许多癌前病变，不断恶变出现新的病灶。因此，对肿瘤患者必须予以根治，进行综合治疗，消灭亚临床病灶，制止复发转移。治疗后要定期复查随诊，以便早期发现新的病灶或另一种肿瘤。

（6）有癌前病变的患者：肿瘤发病之前可能发生某种良性疾病，最终在致癌因素作用下变为肿瘤。应当了解和防治这些癌前病变，制止癌前病变的进展。预防肿瘤在临床上应当重视这一组人群，因为他们之中有一部分可能会成为肿瘤患者。

因此，对于肿瘤的高危人群，应该定期进行体检和筛查，以便及早发现和治疗潜在的癌症。同时，应该注意保持健康的生活方式，减少暴露于致癌物质的风险。

300. 为什么常出现家庭多名成员患上癌症？

多名家庭成员出现癌症可能有以下多种原因，其中遗传因素和环境因素为主要原因。

（1）遗传因素：有些癌症是由基因突变引起的，这些基因突变可以遗传给下一代，增加他们患上癌症的风险。如果一个家庭中有多个成员患有同一种癌症，可能是因为这种癌症与某些家族基因有关。而需要注意的是，仅有5%以下的癌症患者因父方或母方缺陷基因遗传所致，而绝大多数癌症患者与遗传因素无关。缺陷基因仅会增加癌症的风险，其存在并不意味着一定会出现癌症。

（2）环境因素：家庭成员之间共享环境和生活方式，如果他们都暴露于同样的致癌物质或有相似的生活方式，他们患上癌症的风险也会增加。如吸烟、饮酒等不健康的饮食习惯，缺乏运动等不健康的生活方式都会增加患癌症的风险。

（3）偶然现象：有时候，家庭中多个成员患上同一种癌症可能是一个偶然现象，与遗传和环境因素无关。

301. 如果多名家庭成员出现同一种癌症，需要注意什么？

如果家庭中有多个成员患有同一种癌症，建议其他家庭成员进行基因检测和筛查，以及注意生活方式和环境因素的影响，以减少患癌症的风险。同时也应该定期进行体检，以便及早发现和治疗潜在的癌症。

302. 为什么有些职业容易患肿瘤？

部分职业会因长期接触致癌物质，最终出现职业相关癌症。在我国已确定的职业肿瘤有八种：联苯胺所致膀胱癌，石棉所致肺癌、间皮瘤，苯所致白血病，氯甲醚所致肺癌，砷所致肺癌、皮肤癌，氯乙烯所致肝血管肉瘤，焦炉逸散物所致肺癌，铬酸盐制造业所致肺癌。在我国死于癌症的患者中27%以上与职业性致癌因素有关。

303. 缺乏体力活动与癌症有关系吗？

长期缺乏体力活动与癌症的发病风险增加有关。大量的研究表明，缺乏体力活动与多种癌症的发病风险增加相关，体力活动缺乏会增加乳腺癌、大肠癌和子宫内膜癌发生风险。

缺乏体力活动可能会导致肥胖、代谢紊乱、慢性炎症等，这些因素都与癌症的发病风险增加相关。此外，体力活动对于维持免疫系统的健康也非常重要，而免疫系统的健康与癌症的发病和发展密切相关。

因此，积极参与体力活动，保持适当的运动量，有助于降低患癌症的风险。世界卫生组织建议成年人每周至少进行150分钟的中等强度有氧活动或75分钟的高强度有氧活动，或者二者结合的运动。

304. 肺脏的形态及功能是什么？

人的胸部内是一个空腔，即胸腔。胸腔内有各种"设备"，分管不同的功能。胸腔中间有一堵空心墙，我们称为"纵隔"（墙里面有心脏、大血管、食管、气管、淋巴结等，类似于楼房的设备层，各种设备、管道在其中穿行），在胸腔内纵隔的两侧各有一个胸腔，内部分别陈列着左、右肺脏。左侧肺分出两个肺叶，右侧有三个肺叶。气管分别向左右分叉深入两侧肺内，再分成更细的分支进入各个肺叶内，宛如一棵大树的树枝，一级一级分支，逐渐分散在树冠的末端。终极解剖结构是肺泡，功能是换气，有人计算过这些肺泡的表面积如果摊开加起来有很大，居然达几十平方米。肺的主要功能是进行呼吸，吸进氧气，再将代谢的废气呼出。患有某些疾病就可以使肺泡总的换气面积减小，这时人会感到憋气、呼吸困难，这是肺部疾病最常见的症状之一，手术切除部分肺叶后也会出现类似症状。除气体交换外，肺还有其他一些功能，如免疫及内分泌的功能。

305. 什么是肿瘤？

人体组织由多种细胞组成，正常情况下处于有规律的新陈代谢状态，这种有规律的生命活动维持着机体的健康。当机体在体内外多种致瘤因素的协同作用下，导致正常细胞从基因水平发生异常改变，不再遵循正常的规律而无限制地过度生长，医学上称为"肿瘤"。肿瘤可以发生在人体的任何组织或器官中，包括皮肤、肺部、乳腺、肝脏、大肠、脑部等。肿瘤通常分为良性、交界性和恶性。

良性肿瘤通常生长缓慢，不会侵犯周围组织，也不会转移至其他部位，被切除后一般不复发。恶性肿瘤则具有侵袭性，治疗过程中仍然难以避免复发和广泛转移，危害健康，最终危及生命。交界性肿瘤的各种特性介于良性和恶性肿瘤之间。

肿瘤的治疗方法包括手术切除、放疗、化疗、靶向治疗、免疫疗法等，具体治疗方法会根据肿瘤的类型、位置和病情而有所不同。

306. 什么是癌症？

"癌症"一词泛指所有的恶性肿瘤，是一组拥有共同重要特性的不同类型的恶性疾病。癌症的英文单词为"cancer"，其中文含义之一就是巨蟹座。癌细胞的浸润性生长方式的确类似蟹爪，可以在体内肆意横行，破坏机体的正常组织和器官。

恶性肿瘤绝大部分发生在上皮组织，病理学称其为癌；而少部分来源于间质组织，如脂肪、肌肉、纤维组织等，病理学称其为肉瘤；还有些恶性肿瘤来源于造血细胞、淋巴细胞等，病理学称其为白血病、淋巴瘤等。癌症的治疗方法包括手术切除、放疗、化疗、靶向治疗、免疫疗法等，具体治疗方法会根据癌症的类型、位置和病情而有所不同。早期发现和治疗癌症是非常重要的，通常可以提高治愈率和生存率。

307. 肿瘤是怎样命名的?

肿瘤根据其细胞起源及性质进行命名。人体组织细胞起源繁多,其中主要的大类包括两种。首先是上皮细胞,存在于身体体表的皮肤、体内脏器的腔面(如消化道黏膜),以及各种消化和代谢器官(如肝脏、胰腺、涎腺等)。常见的皮肤癌、胃癌、肠癌、肝癌、胰腺癌等都属于上皮细胞起源的恶性肿瘤。其次是间叶细胞(如肌肉、脂肪、纤维、血管等软组织),还有常见的纤维组织细胞瘤、平滑肌瘤、间质瘤等统称为间叶来源的肿瘤。此外,还有骨、神经、淋巴造血等,当发生肿瘤时都分别依据其细胞来源和性质进行分类和命名。良性肿瘤一般称为"瘤",恶性肿瘤根据其细胞起源不同有不同的命名,上皮来源的称为"癌",间叶来源的称为"肉瘤",神经来源的称为"母细胞瘤"等。也有一些肿瘤使用专有名词命名,如霍奇金淋巴瘤、血管免疫母细胞性T细胞淋巴瘤,它们都是恶性淋巴瘤大分类中的不同类型。随着人们对肿瘤认知的不断深入,肿瘤定义和命名的概念还将继续更新,某些肿瘤因其组织学形态或生物学行为等特征难以准确表述而被定义为"恶性潜能未定",其含义和意义在于提示它是一类具有不确定行为和预后的肿瘤,需要引起医患双方的共同重视,治疗后仍应定期随访。

308. 什么是增生?

细胞数目增加,称为"增生"。它可以是正常的生理现象,也可以是炎症刺激引起的病变,或者是肿瘤的表现之一。应根据不同的情况选择不同的处理方式。

309. 什么是不典型增生？

细胞数目增加伴有细胞形态的异常称为"不典型增生"。细胞形态异常是指病变内细胞的形态与正常细胞有一定差异。不典型增生分成三级，包括轻度、中度和重度。其中轻度常见于炎症刺激引起，而中度和重度不典型增生常见于肿瘤发生的前期情况，需密切随诊，必要时需临床干预。

310. 重度不典型增生是癌吗？

先于或伴随肺鳞状细胞癌发生的呼吸道黏膜改变包括上皮增生、鳞状上皮化生、鳞状上皮不典型增生和原位癌。不典型增生病变可分成轻度、中度和重度，这些病变呈现的是一个细胞学和组织学不典型性连续变化的谱系。这种不典型性表现为增生的细胞排列紊乱以及细胞大小不一，形态多样，出现异型性（细胞形态出现异常），重度不典型增生时，这种不一致性更显著，而且还伴随着明显的细胞多形性。当不典型增生累及上皮全层时，即为原位癌。不典型增生和原位癌都属于癌前病变，还不足以诊断为癌。因此，重度不典型增生不是癌。对于从鳞状上皮不典型增生到原位癌，并最终演变成浸润性鳞状细胞癌的发生率和危险性，我们知之甚少，估计这个过程可能需要持续5 ~ 20年。

311. 什么是癌前病变?

癌前病变是指某些具有癌变潜在可能的病变,如长期存在即有可能转变为癌。因此,早期发现和及时治愈癌前病变,对肿瘤的预防具有重要的实际意义。肺癌被认为是呼吸道黏膜发生一系列循序渐进的病理变化(癌前病变)后引起的。世界卫生组织将肺的癌前病变列为三种主要的形态学形式:鳞状上皮不典型增生和原位癌、不典型腺瘤样增生以及弥漫性特发性肺神经内分泌细胞增生。

312. 什么是肿瘤的分化程度?

在组织胚胎学上分化是指原始或幼稚的细胞发育成为成熟的细胞的过程,在肿瘤学上是指肿瘤细胞和组织与其来源的细胞和组织在形态和功能上的相似程度。通常按其分化程度,肿瘤被分为高、中、低分化。肿瘤的分化程度越高,表明肿瘤与其来源的正常细胞和组织越相似,即分化程度越高(高分化),其恶性程度越低;反之,肿瘤的分化程度越低(低分化),恶性程度越高。

313. 肿瘤细胞的分化程度与恶性程度有什么关系?

病理学应用肿瘤分化的概念一般是用以表述肿瘤细胞趋向成熟的程度。肿瘤细胞与正常细胞的形态越相似,越提示肿瘤的分化比较成熟,通常表述为"高分化",或称"分化好"。临床上大多数形态学分化好的肿瘤,恶性程度低,大多数形态分化差的肿瘤,恶性程度高。

但并不是所有形态学分化好的恶性肿瘤预后都好，也不是所有分化差的肿瘤治疗效果就差。

314. 什么是病理分级？有什么临床意义？

病理学应用肿瘤的分级表述肿瘤的分化程度，采用三级表述方式，目前多数应用高分化、中分化、低分化表述，也有些肿瘤应用1级、2级、3级表述。高分级是低分化的同义词，低分级是高分化的同义词。临床上多数肿瘤符合以下的规律：分级越高，分化越低，恶性度越高，预后越差。

315. 什么是转移？

恶性肿瘤细胞能够从肿瘤上脱落下来进入血液循环和淋巴系统，再播散至身体其他部位形成新的肿瘤，这个过程被称为"转移"。如恶性肿瘤细胞从最先的发生部位，通过自身运动侵入周围的淋巴管后，随淋巴液被带到局部淋巴结，并以此为中心生长出与原发肿瘤同样类型的肿瘤，即为淋巴结转移，是癌发生的最常见的转移方式。如肺腺癌转移至肺门淋巴结。

316. 出现淋巴结转移就是得了淋巴瘤吗？

一些治疗前或治疗后的肿瘤患者在进行体检或影像学检查时会发现某些部位的淋巴结肿大，主治医生及影像诊断医生会根据患者的症状、体征以及影像学的检查结果，综合判定有些患者为淋巴结转移。

其中一些患者经淋巴结穿刺活检或淋巴结切除病理检查确诊为淋巴结转移。

看到淋巴结转移这个结果后，一些患者，尤其是一些得过恶性肿瘤的患者以为自己又患了淋巴瘤。其实，这是一种误解。淋巴结转移和淋巴瘤是两种完全不同的概念，淋巴结转移是指某部位或脏器的原发恶性肿瘤细胞离开原发部位转移到淋巴结，这往往意味着肿瘤疾病程度进入了中期或晚期。对此治疗要依据原发肿瘤的特点决定治疗方案，包括手术、化疗和放疗等。

而淋巴瘤是原发于淋巴组织的恶性肿瘤，依据病变的范围又可分为早期、中期和晚期，治疗上依据淋巴瘤的分型决定治疗方案。

317. 什么是癌基因？

细胞内含有的与癌症发生相关的基因称"癌基因"。它是正常细胞遗传信息的组成成分之一，通常在体内呈静止无功能的状态。当受到外界或体内某些因素的刺激，该基因会发生活化而在肿瘤发生过程中起作用。

318. 什么是抑癌基因？

抑癌基因是指细胞内含有的能抑制癌症发生的相关基因。它是正常细胞遗传信息的组成成分之一，通常在体内发挥正常抑癌功能。当受到外界或体内某些因素的刺激，该基因会发生失活而促进肿瘤的发生。

319. 黏膜内瘤变是癌吗？

黏膜内瘤变可作为"不典型增生"的同义词，指在细胞形态和组织结构上与其发源的正常组织存在不同程度的差异，在宫颈、前列腺、胃肠道黏膜等处出现较多。分为低级别和高级别黏膜内瘤变，前者相当于轻度和中度不典型增生，后者相当于重度不典型增生和原位癌。这些病变呈现的是一个细胞学和组织学不典型性连续变化的谱系，但还不能诊断为癌。

320. 什么是带瘤生存？

带瘤生存通常用来形容一个人在得了癌症后仍然生活下去的状态。即使患有疾病，人们仍然可以积极面对生活，继续努力工作、学习和享受生活。带瘤生存的人可能会接受治疗，同时可能需要应对疾病带来的身体和心理挑战。恶性肿瘤尤其是晚期恶性肿瘤往往是不能治愈的疾病，但通过治疗可以控制肿瘤不发展，或者是治疗后肿瘤有一段时间不发展，等肿瘤长大了再治，又有一段时间不发展，这就是带瘤生存。现在恶性肿瘤被当成慢性病来治疗，就像高血压一样，一旦被诊断高血压，这个病是去不了根的，吃药只能让血压控制，控制一段时间后可能就需要换药才能继续使血压稳定。

321. 什么是早期、中期、晚期肺癌？

肺癌的分期通常是综合肺部肿块的大小和侵及状况（T分期）、是否有淋巴结转移和淋巴结转移的区域（N分期）和是否有其他脏器的转移（M分期）将肺癌分为Ⅰ～Ⅳ期。不同的T、N、M的组合代表着不同的临床情况，将患者分成不同的期别，这些不同组别患者的生存时间不同，一般来讲，分期越早生存时间越长，越晚则生存时间越不乐观。临床中将Ⅰ期肺癌称为早期肺癌，Ⅱ期肺癌称为中早期肺癌，Ⅲ期肺癌称为中期偏晚或局部晚期肺癌，Ⅳ期肺癌称为晚期肺癌。

322. 得了恶性肿瘤该怎么治疗？

如果确诊为恶性肿瘤，应该尽早去正规、治疗肿瘤经验多的医院就诊，听取专家的建议，而不是道听途说，轻信小广告和偏方。

对于不同类型、不同程度的肿瘤都有其规范化的治疗方法。如果早期治疗，可以达到很好的疗效，可能治愈。对于晚期的患者，也同样应该接受规范的治疗，以达到延长生命、提高生活质量的目的。盲目地听取广告或是小道消息，有可能延误病情，可能给以后的化疗带来不利影响，是不可取的。例如，有些治疗肿瘤的中药制剂里含有少量的化疗药物，服用后对肿瘤细胞作用较弱，但可以诱导细胞出现抗药性，还容易导致化疗的并发症如骨髓抑制、白细胞数减少等，因此可能延误手术、放疗和化疗的按时进行。

323. 肿瘤治疗中出现并发症该怎么办？

对于恶性肿瘤目前主要有手术、放疗和化疗等治疗方法，这些方法对大部分患者都有不同程度的效果，有些可以达到完全治愈的目的。中医治疗、热疗等治疗方法或手段可以减轻某些患者的症状，甚至可以提高患者的生存期。手术、放疗和化疗在消灭肿瘤细胞的同时，会造成患者正常组织一定程度的损伤，这就是为什么治疗会出现并发症的原因。某些并发症可能是永久的，如手术切除术造成永久造瘘，或者需要终身服药，或者造成生活上的终身不便等。这些器官的牺牲是为了更充分地切除肿瘤，将肿瘤对生命的不良影响降到最低，让患者的生命得以延长，力求达到治愈的效果。还有些并发症，包括局部切口的感染、瘘口，或放化疗中出现的骨髓抑制、消化道反应等，在进行适当的处理和恢复后大部分可以完全缓解，少部分不能完全恢复，但对患者的影响较小。一些严重的并发症，包括放疗造成的脑损伤、脊髓损伤、神经损伤等，会影响患者的生活质量，但是这些并发症发生概率也比较低，这些并发症的出现多数是因为肿瘤与这些关键部位的器官靠得太近。如果因为害怕这些并发症而不接受治疗，肿瘤发展较迅速时也有可能造成这些器官的损伤，使治疗更加困难。患者及家属应该充分了解治疗中可能发生的并发症，讨论并明确对并发症的接受程度。建议在多听取医生对不同治疗方案及注意事项的建议之后，慎重选择治疗方式。

324. 为什么出现转移就不能做手术？

因为出现其他部位内脏器官的转移就意味着肺癌已经是晚期，也就是说病情已经超过局部。如果病变超出了可手术的范围，再试图做切除手术，患者既承担了手术创伤和风险，却可能得不到生存益处。因为只进行局部手术而忽略其他远处部位病变的发展，结果是不会使患者在生存上获得延长，所以原则上不能手术。

325. 为什么大多数小细胞肺癌不做手术？

肺癌分为小细胞肺癌和非小细胞肺癌，这两大类肺癌临床表现有很大差异。小细胞肺癌通常生长迅速并具有高度侵袭性。由于在诊断时已经扩散到身体的其他部位，所以手术通常不是治疗小细胞肺癌的首选方法。

早年小细胞肺癌也做手术，但是发现单纯手术后患者生存期都很短，很快就会复发、转移，暗喻手术对小细胞肺癌的生存贡献不大。后来发现化疗、放疗对这一类型的肺癌疗效较好，较单纯手术生存期要长，于是小细胞肺癌逐渐以接受化疗和放疗为主。但是，这不是绝对的，对于部分早期的患者（Ⅰ期）仍然可以采用手术，手术可以对Ⅰ期患者具有生存贡献，术后再接受化疗或联合放疗，这样做可以让患者获得较理想的治疗结果。但临床诊断为Ⅰ期的小细胞肺癌患者比例不高，所以大多数患者不做手术，而采用化疗或联合放疗。治疗方案应该根据患者的具体情况制订，以最大程度地提高治疗效果和生存率。

326. 什么是恶病质？

恶病质是指人体显著消瘦、贫血、精神衰颓等全身功能衰竭的恶劣状况。多种疾病都可导致患者出现恶病质，包括恶性肿瘤、艾滋病、严重创伤、严重的败血症、不正确的减肥等，其中以恶性肿瘤导致的恶病质最为常见，称为"肿瘤恶病质"。

肿瘤恶病质是机体的代谢发生了紊乱，这种紊乱是多种因素引起的。与饥饿引起的脂肪丢失不同，恶病质患者不仅丢失脂肪，还丢失肌肉组织，且摄食并不能逆转恶病质患者的肌肉消耗。体重下降是恶病质患者最常见症状（体重下降超过5%表明正在发展为恶病质，体重下降超过15%则确认已经进入恶病质状态），此外，还包括食欲减退、疲劳、肌肉消耗、感觉及知觉异常、贫血和水肿等。

八、肿瘤病因探究篇

327. 为什么多数癌症容易在老年人中发生？

2018年中国癌症登记年报显示，恶性肿瘤发病率随年龄增长逐步增加，60岁以上的老年人是肿瘤高发人群，80岁左右达到发病高峰。目前认为存在以下几方面的原因导致癌症容易在老年人中发生：①在机体内癌变过程需要若干年才能完成。②部分细胞、组织在老化时才会对部分致癌物质更加敏感。③机体免疫力随年龄的增长而降低，免疫系统清除恶化细胞组织的能力减弱。④癌症的发生总伴随着DNA遗传物质的出错，老化细胞修复出错DNA遗传物质的能力随着年龄的增长而减弱。

328. 吸烟与癌症有什么关系？

众所周知，吸烟与肺癌的发生关系密切，但是吸烟与癌症的交集并不止于肺癌。或许你认为口腔和咽的接触最多，吸烟肯定会增加口腔癌的风险，但是吸烟还能引发咽、喉、肺部、食管、胃、胰腺、结肠、膀胱等部位的肿瘤，而且增加肺癌、肝癌、口腔癌、胃癌、鼻咽癌、膀胱癌、宫颈癌、乳腺癌、肾癌等多种癌症的发病风险。我国男性吸烟率估计达64％，女性吸烟率达6％，而女性被动吸烟率高达48％。32.7％的男性癌症患者死亡是由吸烟所致，而5％的女性癌症患者死亡是由吸烟所致，90％的肺癌患者患病原因都与吸烟有关。因此戒烟有助于显著降低自己和身边亲人发生癌症的风险。

329. 吸烟为什么会导致癌症？

《中国吸烟危害健康报告2020》通过汇总国内外吸烟危害健康的研究文献，明确指出吸烟是肺癌发生的首要危险因素。人体健康受到烟草烟雾的危害，烟雾进入人体最先接触的是口腔和口咽部，由于吸烟烧灼和有害物质的刺激，吸烟者的口腔黏膜上会有不同的炎性增生反应，重者黏膜发白，称为白斑，白斑常被称为癌前状态，随着时间延长可发展为鳞状细胞癌。另外烟草烟雾中含有7000多种化学物质，其中含有69种已知的致癌物质，如烟焦油等。这些物质会在吸烟时经过气管进入肺，并扩散到全身，对身体多个部位均有危害。这些物质会损伤DNA遗传物质，导致细胞、组织的增殖失去控制，最终出现癌症。吸烟还会损伤人体免疫系统，降低免疫力和抵抗力，增加人体患癌概率。

330. 为什么有些人吸烟却并没有得癌症？

在生活中不难发现某些人一生吸烟却没有出现癌症，同时某些从未吸烟的人却患上了癌症，这也导致一些人抱有侥幸心理，认为自己吸烟与患癌无关，但其实这种想法是绝对错误的。虽然研究已经确认吸烟会导致癌症，但这并不代表所有吸烟的人一定会患癌症，也不代表所有不吸烟的人一定不会患癌症。无数科学研究已经表明，吸烟会大大增加患癌症的风险。吸烟的人与不吸烟的人相比其出现癌症的可能性更高，患癌风险更大。这就像马路上超速行驶容易出现交通事故一样，并非超速行驶就必然会出现交通事故，也并非低速行驶就一定不出现交通事故，交通事故还取决于其他因素的作用，而不仅仅是由超速决定的。同样，患癌并不仅仅是由吸烟决定的，但吸烟是癌症的主要导火索之一。事实上，近一半的吸烟者最终会死于癌症或其他与吸烟相关的疾病。约有 1/4 的吸烟者会在 35 ～ 69 岁死亡，90% 的肺癌患者患病原因都与吸烟有关。

331. 对于预防癌症来讲多少酒量属于安全范围？

常言道："小酌怡情，大饮伤身"。那么"小酌"的量到底是多少？为了预防癌症的发生，据估计男性每天最多只能饮用 70 ～ 100ml 40 度白酒，相当于 250 ～ 360ml 12 度红酒，女性最多只能饮用 50ml 40 度白酒，相当于 175ml 12 度红酒。但从癌症预防的角度来说应尽量避免饮酒。

332. 哪些食物可能含有致癌因素？

大约有 50% 癌症患者的患病与饮食和营养因素有关，这些因素包括食品本身成分、污染物、添加剂以及食品烹饪加工不当所产生的致癌因素。

（1）腌制的食品：如腌肉、咸鱼、咸菜等，这些食物中含有较多的二甲基亚硝酸盐，在人体内可以转化为二甲基硝酸铵，这是一种致癌物质，可以引起食管癌、大肠癌等多种恶性肿瘤。

（2）烧烤食品：如人们很喜欢的烤羊肉串、烤牛排等。这些食物由于被烧烤时沾染了大量的碳燃烧物，而且这些食物中很多烧焦的成分都含有较多的致癌物质。

（3）熏制食物：如熏肉、熏鱼等，这些食物的制作过程类似烧烤过程，熏制使用的烟雾会将大量致癌物质附着于食物上。

（4）油炸食品：油炸食物时可产生致癌物苯并芘，油炸食物时使用的油，如果多次高温使用也会产生致癌物质。

（5）霉变的食物：霉变的食物中含有一种叫作黄曲霉菌的毒素，这些黄曲霉毒素也是较强的致癌物质，1mg的黄曲霉素就是致癌剂量。值得注意的是，没洗干净的筷子和案板也会有黄曲霉素存在，应及时更换。

（6）重复烧开的水：有些家庭习惯性地把做馒头的蒸锅水又拿来煮粥，还有些家庭把头天没有喝完的暖水瓶的水再次加热用来饮用。这些做法都不科学，反复烧开的水也会产生致癌物质。

（7）隔夜菜：有些家庭习惯把剩菜放进冰箱，加热后再次食用。但即使把剩菜放进冰箱，细菌也会缓慢地增生，产生亚硝酸盐。亚硝酸盐本身不致癌，但在进入体内与胃内的蛋白分解物结合后，形成致癌物亚硝胺。

333. 感染会导致癌症吗？

研究证实大约1/5的癌症是由感染引起。目前确定与癌症相关的感染因素包括人乳头瘤病毒、乙肝病毒、丙肝病毒、幽门螺杆菌、EB病毒。其中人乳头瘤病毒与宫颈癌、口腔癌以及肛门生殖道癌、乙肝病毒和丙肝病毒与肝癌、幽门螺杆菌与胃癌、EB病毒与鼻咽癌之间存在关联。

值得注意的是，幽门螺杆菌这种细菌在我国乃至世界范围内传播极广，全世界有50%的人是幽门螺杆菌的携带者，而在我国，幽门螺杆菌的感染率约60%。幽门螺杆菌可以引起消化性溃疡、消化不良和胃恶性肿瘤等疾病，需要引起重视。

在我国，31.7%死于癌症的男性患者与感染因素有关，25.3%死于癌症的女性患者与感染因素有关。因此，我们应定期体检，发现感染后及时干预治疗。

334. 饮食习惯与癌症的发生有关系吗？

常言道，"病从口入"，不良的饮食习惯会提升大肠癌、胃癌、口腔癌、肾癌、食管癌和乳腺癌发生的风险。我国研究发现13%死于癌症的患者水果摄入不足，36%蔬菜摄入不足。高动物脂肪、动物蛋白饮食和低纤维饮食是患大肠癌的危险因素，大量食用烟熏盐渍品、长期食用高温和辛辣食物是患胃癌的危险因素，嚼槟榔、饮酒是患口腔癌的危险因素，高摄入乳制品、动物蛋白、脂肪是患肾癌的危险因素，食物的过热、偏硬、辛辣刺激、制作粗糙、摄入过快是患食管癌危险因素，高热量、高脂肪饮食是患乳腺癌的危险因素。由此可见，饮食习惯与癌症发生密切相关。

因此，在日常生活中人们不仅要重视防治那些可能引起恶性肿瘤的疾病，还要注意养成良好饮食习惯，做到饮食规律，清淡、易消化，注意不吃不洁净、发霉变质、过于粗糙、过热过烫的食物，少吃腌渍、煎烤、油炸、含高脂肪的食品，避免酗酒，这对降低消化系统恶性肿瘤的发生率具有极其重要的意义。

335. 肥胖与肿瘤有关系吗?

研究表明肥胖与绝经后乳腺癌、大肠癌、子宫内膜癌、食管癌、胰腺癌、肾癌、胆囊癌等20多种癌症相关。肥胖人群与正常体重人群相比,其体内过量的脂肪组织会带来较多激素和生长因子。高水平的激素,如高水平的雌激素和胰岛素会增加部分肿瘤发生的风险。不仅如此,脂肪还会导致炎症,尤其是与癌症有关的慢性炎症。研究表明死于肿瘤的男性患者中有0.06%与肥胖有关、在女性中有0.78%与肥胖有关。中国肝癌中10%的男性与13%的女性,都是由超重导致的。因此,我们应养成良好的生活习惯,维持健康的体重。

336. 肺癌与遗传有关吗?

肺癌是发病率和死亡率增长最快,对人群健康和生命威胁最大的恶性肿瘤之一,有"癌老大"之称,令人闻风丧胆。常会有人问,自己多位长辈先后确诊肺癌,是否意味着自身患肺癌的概率增高?

肺癌是一种常见的恶性肿瘤,与患者的生活环境、饮食习惯等息息相关。研究发现,肺癌与遗传也有一定关系。目前认为,这可能是由染色体畸变造成的。正常人体每个细胞有46条染色体,各种致癌因子可以引起染色体畸变,使得染色体在数目和形态上均与正常细胞不同,这种染色体的畸变有时会遗传给后代,使其下一代具有患肺癌的可能性。但需要明确的是,肺癌是不会遗传的。肺癌患者的后代不一定患肺癌,只是患肺癌的机会比普通人大些而已。癌症的发生取决于内因和外因,癌症体质只是具备了某种内因,如果再加上外界致癌因素，如放射线、吸烟等的作用，肺癌才会发生。虽然肺癌与遗传有一定的关系，但是并不是有肺癌家族史的人一定患肺癌。平时做好保健，也可以有效地预防肺癌的发生。即使是已经患上肺癌也不要过分消极，早期积极配合治疗（如早期的手术治疗、放化疗等）可以有效地延长患者生存期。有肺癌家族史的人一方面要认识到自己虽然可能因遗传而有癌症素质，但并非一定患肺癌，应避免不必要的恐慌心理；另一方面更要加强防癌意识，争取做到早期发现、早期诊断和早期治疗。

337. 肺癌是否有传染性？

临床上时常会见到"夫妻癌""兄弟癌"的情况，引发了一些人对肺癌传染的担忧。肺癌不是传染病，没有传染性，而肺癌患者更不是传染源。"夫妻癌""兄弟癌"的出现主要是因为长期在一起生活的人群会共同拥有不良生活习惯、不合理的饮食结构，从而导致患病的概率大大增加。在日常生活中与肺癌患者说话，一起吃饭，握手，在游泳池里游泳都不会有患癌风险。但如果肺癌患者同时有发热的症状时，需要注意可能有肺炎的情况，而呼吸道感染是有可能传染的。

338. 家里亲属患癌，其他人会得癌吗？

患者家属在照顾患者的同时，往往也会担忧自己是否也会罹患癌症。实际上，这种过分担忧是没有必要的。

从时间上讲，癌症的发生是一个长期的过程；从原因上讲，癌症的发生是遗传因素与环境因素长期相互作用的结果，也就是先天因素和后天因素共同作用的结果。对于一般常见的癌症，如果直系亲属患癌，其后辈因为与患者有一定的共同的遗传背景，患癌的概率略有增加。但在癌症发病的过程中，后天因素起着更大的作用。因此，在亲属患癌后，家属一方面应该进行全面的防癌体检，另一方面要多了解一些癌症预防的知识。癌症预防通用的原则有戒烟戒酒、健康均衡饮食、保持合适的体重、保持心情愉快等。

九、名家谈肿瘤

增强自我科学抗癌意识

陆士新，著名肿瘤病理生理学专家，研究员，中国科学院院士

癌症已成为我国人群死因的首位，具有发病率高、死亡率高、治疗费用高等特点，因此，人们"谈癌色变"。目前，学术界普遍认为对癌症不要恐惧而要防治，癌症是"可防可治"的。肿瘤防治的关键仍然是要坚持以人为本、自我抗癌，实施预防为主、防治研相结合，大力做到肿瘤防治"三早"，即早期预防、早期诊断和早期治疗；"三早"是癌症"可防可治"的核心和基础。世界卫生组织也强调：三分之一的癌症是可以预防的，三分之一的癌症患者通过早期诊断并得到合适的治疗是可以治愈的；三分之一的癌症患者通过治疗，可以减轻痛苦，延长生命。人群的自我抗癌意识和信念至关重要，因为如无自身防癌意识，接触致癌因素而不自知，一旦患上癌症已成晚期，延误了病情。

控制癌症应当以早期预防为主，我们究竟应该怎样做才能实现"三早"呢？首先，我们要积极增强"科学自我抗癌意识"，注意在生活中远离致癌因素，并积极做到合理营养、适当运动、戒烟限酒、心理平衡等健康生活方式，自我预防癌症发生。近二十几年来，在我国食管癌、肝癌、胃癌等肿瘤高发区所进行的病因学调查研究的基础上，开展了国际上最先进的大规模人群预防研究，现在已取得可喜的成果，树立了癌症"可防"的典型，并增强了我们对癌症可以预防的信心。

癌症的发生发展是多阶段逐渐演变的过程，在癌前病变和早期癌阶段就进行治疗是可以不发生癌症或可以被治愈的。什么是癌前病变呢？癌前病变是指人体组织中某些细胞在人体内外环境中的物理、化学、生物以及慢性炎症等刺激因素长期不停地作用下，细胞形态和分子组成发生有变成癌趋向的病理变化，再经过一段时间后，这种病变的一部分或少部分可能发展演变成癌。但是，癌前病变患者在去除物理、化学、生物以及慢性炎症等刺激因素，或给予化学干预（治疗）癌前病变可以被逆转为正常。癌前病变发展成侵袭性癌的过程一般需要10年左右。如在林县我们发现食管上皮重度增生的人，经增生平治疗可以逆转为正常，成功阻断了重度增生上皮演变成癌。因此，预防及治疗癌前病变，对预防肿瘤有着积极意义。

癌前病变和器官组织的炎症与不典型增生密切相关，炎症往往伴随细胞重度增生（不典型增生，原位癌），我们已知的一些病变如食管上皮重度增生、胃的疲痕性溃疡、萎缩性胃炎、胃息肉、慢性支气管炎、肝细胞不典型增生、宫颈糜烂或息肉、乳房囊性腺病、乳腺导管内乳头状瘤、溃疡性结肠炎、结肠腺瘤及结肠息肉、膀胱黏膜上皮增生及化生、鼻咽部柱状上皮及不典型化生等都可视为癌前病变，上述癌前病变的长期存在与发展就可能转变为癌症。因此，个人应积极治疗器官组织的炎症和严重增生性疾病，这是预防癌症的重要措施。

在生活中，我们究竟应该怎样做才能实现肿瘤的早期发现、早期治疗呢？首先，进行自查，要早期发现癌瘤，除医生的检查外，自我检查也是非常重要的。如乳腺癌等往往是自查发现肿块的，所以要经常进行自我检查。除自查外，要重视每年正规体检，体检也是早期发现癌瘤的重要途径。癌瘤早期治疗是非常重要的，它直接影响患者的生存。有研究表明，肿瘤大小与手术后生存率密切相关，肿瘤直径越小相对生存率就越高，肿瘤直径越大相对生存率就越小。一旦发现肿瘤应及早到医院进行规范化治疗。但治疗肿瘤也不是什么治疗手段都用上才好，要防止"过度治疗"。

普及癌症知识是预防癌症的重要手段。在癌症防治工作中，要有更多的有关癌症方面的科学普及读物问世，以利于群众增强"自我科学抗癌"意识，来改变癌症不可预防和无法治疗的观点，并积极行动起来，做到"三早"，控制和预防癌症。

六十年来我国肿瘤防治工作的发展和体会

孙燕，著名肿瘤内科学专家，主任医师，中国工程院院士

一、我国临床肿瘤学的发展

回顾半个多世纪我国临床肿瘤学的发展，我们大致可以分为三个阶段。

1. 中华人民共和国成立初期，百废待兴，直到10年以后我国才开始重视肿瘤问题，并启动了比较全面的规划、建设和研究。我有幸在1959年调入肿瘤医院（当时称日坛医院），正好参加我国几位临床肿瘤学元老吴桓兴教授（时任中国医学科学院肿瘤医院院长）、金显宅教授（时任中国医学科学院肿瘤医院顾问）和李冰教授（时任中国医学科学院肿瘤医院党委书记兼副院长）的领导下，对我国临床肿瘤学的发展进行的讨论，并制定了以多学科综合治疗为模式的发展方向。随之，就临床肿瘤学发展达成4项共识，即：预防为主、中西医

结合、基础研究与临床研究结合及综合治疗。直到今天，综合应用现有手段诊断、防治肿瘤已经深入人心，为国内外学术界所接受，但是这在当时的条件下就能准确把握正确发展方向还是难能可贵和具有远见的。

1972年周恩来总理对肿瘤工作做出了重要指示：肿瘤是多发病、常见病；应当深入调查摸清我国的发病情况，并采取预防措施；结合我国具体情况和实践经验编写我国自己的参考书；大力开展高发区研究，等等；明确了我国肿瘤学前进的方向，也成为我们在那个年代开展工作的重要指导原则。

2．改革开放以后，我国临床肿瘤学事业得到了飞速发展，各省市都建立了肿瘤医院，很多综合医院也成立了肿瘤科，研究工作也得到发展。自1985年开始，我们在卫生部领导下举办全国内科治疗培训班；1995年开始举办抗肿瘤药物GCP培训班，被誉为临床肿瘤学的"黄埔军校"。

1997年中国临床肿瘤学会（CSCO）成立，以"团结、务实、协作、创新"为宗旨，发展迅速，与全球同等学会美国ASCO、欧洲ESMO、亚洲ACOS等均建立了互相承认会员资格的姊妹学会关系，目前会员48 000，团体会员300多，成为全球仅次于ASCO的第二大专业学会。为我国临床肿瘤学和抗肿瘤新药临床研究的发展储备了大批人才。

3．进入新世纪，我国肿瘤学发展迅速，中国的癌症正在从发展中国家常见的类型转变成发达国家常见的类型。

2023年有两个国际和全国的重要数据均证明这一论证：

（1）世界卫生组织国际癌症研究机构（IARC）发布的2020年全球最新癌症负担数据，中国已经成为了名副其实的癌症大国。

2020年全球新发癌症病例1929万例，其中中国新发癌症457万人，占全球23.7%。2020年全球癌症死亡病例996万例，其中中国癌症死亡人数300万，约占癌症死亡总人数的30%，主要由于中国癌症患病人数多，癌症死亡人数逐年上升。

（2）我国国家癌症中心发布了最新一期的全国癌症统计数据。全国肿瘤登记中心负责全国肿瘤登记数据收集、质量控制、汇总、分析及发布工作。新发病例406.4万，其中男性高于女性；峰值方面，男女癌症新发病例峰值均在60～79岁。地域方面，总体城市高于农村，肺癌、乳腺癌、结直肠癌、前列腺癌城市高于农村，胃癌、肝癌、宫颈癌、食管癌农村高于城市。

总死亡人数241.4万，男性高于女性，总体农村高于城市。肺癌、结直肠癌、乳腺癌、前列腺癌城市高于农村，肝癌、胃癌、食管癌、宫颈癌农村高于城市。

我国整体癌症粗发病率仍持续上升，反映我国癌症实际负担沉重；我国癌症粗死亡率仍然呈现上升趋势，但调整人口年龄结构后，标化死亡率呈现下降趋势，反映近年来我国癌症综合防控取得初步成效；我国传统高发而预后较差的食管癌、胃癌、肝癌等肿瘤死亡率逐年降低，但宫颈癌死亡率仍呈上升趋势。

在过去的10余年里，我国恶性肿瘤的5年相对生存率约为40.5%，与10年前相比，我国恶性肿瘤生存率总体提高约10个百分点，但是与发达国家还有很大差距，其主要原因是我国癌谱和发达国家癌谱存在差异，我国预后较差的消化系统肿瘤如肝癌、胃癌和食管癌等高发，而欧美发达国家则是以甲状腺癌、乳腺癌和前列腺癌等预后较好的肿瘤高发。但必须看到即使如此，中国预后较好的肿瘤如乳腺癌（82.0%）、甲状腺癌（84.3%）和前列腺癌（66.4%）的5年生存率仍与美国等发达国家存在差距（90.9%、98%和99.5%）。出现这种差距的主要原因是临床就诊早期病例少、早诊率低以及晚期病例临床诊治不规范。因此，我国应在扩大相关肿瘤的筛查及早诊早治覆盖面，治疗癌前病变和推广《常见肿瘤诊疗规范》提高我国恶性肿瘤治愈率。

目前，我国癌症发病方面呈现发达国家和发展中国家癌谱并存的特点，城乡差异较大，地区分布不均衡，控制癌症的负担仍然较重。

对于大家最关心的两个问题，我的估计是：①未来10年我国癌谱将继续由发展中国家类型向发达国家癌谱过渡。②根据我国目前防治工作的发展，未来10年我国癌症病人生存率将有可能每年提高1%左右。癌症的5年生存率需要观察5年，而且还要统计5年无病生存才是治愈率。

这些可为我们评估构筑"健康中国2030"后，预期癌症死亡率提供参考。

二、我国临床肿瘤学的进展和成绩

改革开放以来，由于政府的重视，同道们的共同努力，我国临床肿瘤学取得了一定成绩。我国肿瘤防治工作正在从发展中国家进入发达国家水平，有些领域已经位于世界前列。当然，由于我国基础研究相较欧美国家发展较晚，还存在一定差距。

1. 目前全国除了西藏以外，各省、自治区和直辖市都有了一定规模的肿瘤防治机构；沿海发达地区和县市也都有了肿瘤专科医院。改革开放以后先后成立的3个群众性专科学术组织：中国抗癌协会（CACA）、中国癌症基金会（CCF）和中国临床肿瘤学会（CSCO）在组织结构、学科发展、高发区研究、人才培养和国际间合作等方面都发挥了突出的贡献。

2．我国对肿瘤高发区的研究一直是国际关注的项目，尤其在食管癌、鼻咽癌、原发性肝癌和子宫颈癌方面达到国际领先水平。

3．中西医结合治疗急性粒细胞白血病、淋巴瘤、滋养叶上皮癌和睾丸肿瘤等已经取得国际先进的成果。维甲酸－三氧化二砷联合方案已经成为全球治疗急性粒细胞白血病的首选。

中西医结合防治肿瘤和以人为本的多学科综合治疗已经成为我国临床肿瘤学发展的显著特点。

4．新抗肿瘤药物的开发成绩显著。近20年来，改革开放以后出国学习有成的专家陆续回国创业。他们起点高，而我们又培养了大批能够承担转化医学研究的临床专家，于是我国抗肿瘤新药的研制进入快车道。2015年7月22日国务院发布《关于开展药物临床试验数据自查核查工作的公告》，在毕井泉局长领导下进行了重大改革；增加了编制，药品审批提速，确定了影响深远的问题就是"以临床效益为中心"的审评思路。2017年我国正式加入人用药品注册技术国际协调会议（ICH）。

制度变革进一步激发创新。近十年来，中国批准上市的新药数量占到全球16%，中国临床试验项目数量已经占到全球1/3，仅次于美国。生物医药创新已经成为中国进入创新型国家的重要标志，成为中国经济高质量发展的重要领域。历经多年加速发展，中国也已成为全球第二大药品消费市场和第一大原料药出口国。2022年，中国药品市场规模在全球占比为15.3%，仅次于美国，已超过日本和德国等发达国家。

近两年我国抗肿瘤新药的研究有了一定突破，陆续进入国际市场。眼下已有7款国产新药（包括创新药和改良型新药）成功通过美国FDA进入国际市场。

生物医药创新已经成为中国进入创新型国家的重要标志，成为中国经济高质量发展的重要领域，正在实现我们进入创新大国的梦想。

三、预防

2006年WHO将癌症定位为"可控慢性疾病"。根据AACR的统计，美国40%的癌症病例可归因于可预防的原因，这些因素包括如下内容。

·减少烟草使用：不吸烟是人们预防癌症发展的有效方法之一，除肺癌外，吸烟还与17种其他癌症类型相关。据统计，近20%的癌症病例和30%的癌症相关死亡是由烟草制品引起的，吸烟者的平均寿命比从不吸烟者低10年。

·保持健康的体重、健康的饮食和合理锻炼身体：在美国成年人中，近20%的新癌症病例和16%的癌症死亡病例可归因于超重、不良饮食、缺乏运动和饮酒。成年后体重超重或肥胖会增加人们患15种癌症的风险，而体育锻炼可以降低9种癌症的风险。因此，保持健康的体重、锻炼身体和均衡饮食是降低癌症风险的有效方法。

·降低患糖尿病的风险：据统计，糖尿病影响着美国11.3%的人口（约3730万人）。有证据表明，患有1型糖尿病或2型糖尿病会增加患肝癌、胰腺癌、子宫内膜癌、结直肠癌、乳腺癌和膀胱癌的风险。

·限制饮酒：饮酒与200多种疾病有关，且会增加6种不同类型癌症的风险，包括头颈癌、食管癌、乳腺癌、结直肠癌、肝癌和胃癌。另外，即使是少量饮酒也可能增加患癌风险。因此，限制饮酒或不饮酒对于减少癌症发病和死亡风险十分重要。

·保护皮肤免受紫外线辐射：暴露于紫外线可导致皮肤癌的发生，包括基底细胞癌、鳞状细胞癌和黑色素瘤。据统计，95%的皮肤黑色素瘤和6%的癌症都是由紫外线辐射引起的。

·预防和消除致癌病原体的感染：致癌病原体（细菌、病毒和寄生虫）会增加人患多种癌症的风险。在全球范围内，2018年确诊的癌症病例中，约13%可归因于病原体感染，其中90%以上可归因于四种病原体：人乳头瘤病毒（HPV）、乙型肝炎（HBV）、丙型肝炎（HCV）和幽门螺杆菌。因此，可以通过保护自己免受感染或积极治疗来消除感染，从而显著降低癌症风险。

四、我的体会

总结从事临床肿瘤学工作60多年的体会：①癌症是一大类慢性疾病，病因复杂，与环境、遗传、生活习惯、内分泌水平、多种感染和衰老相关。绝不是我们当初想象的用一种"万能钥匙"打开就能控制的疾病。②分子生物学和现代免疫学的发展，使我们比较深入地了解癌症发生发展的过程和机制，无疑是我们进一步解决癌症的途径。找到这些基因的变异并加以解决可能控制多数常见癌症。③中西医结合增强内因应当是我们防治肿瘤的重要途径。④全球的合作应当是人类共同制服肿瘤的主流。

不但如此，我深切体会在临床治疗过程中，调动患者正确对待癌症的重要性，除了要治病，还要治"心"，这也是值得许多肿瘤医生学习的课题。

首先，在肿瘤初期。患者往往都处于比较崩溃的情绪状态下，无法接受癌症为何找上自己，情绪非常低落，甚至产生轻生的念头。所以，此时医生应当给予鼓励，告知患者癌症并不是不治之症，只要积极配合治疗，是可能治愈的，让患者尽快调整心态，面对现实，积极应对，帮他们渡过这一难关。

然后，到了开展治疗时期。这一阶段很关键，对于癌症来说，目前最新、最好的诊疗选择就是规范治疗，包括手术、化疗、放疗、免疫治疗等各种治疗。此时患者千万别病急乱投医，寻找一些偏方或者不可靠的小门诊，最终钱人两空。

最后，我们正在倡导全过程管理。在治疗结束后。协助患者树立痊愈的信心，不要总去想癌症会复发，这样并没有意义。此时，医生要教会他们设计好的生活饮食习惯和适当的锻炼，尽一切努力提高身体素质，从而预防癌症复发。

这样，制服肿瘤的前景应当是乐观的，但这无疑需要几代人艰辛的努力。

少吃多动　预防肿瘤

程书钧，著名实验肿瘤、肿瘤化学和遗传毒理学专家，研究员，中国工程院院士

科学研究表明，终身维持健康的体重是预防肿瘤最有效的措施之一。超标体重和过于肥胖，会促进某些肿瘤发生，包括食管癌、胰腺癌、结直肠癌、肾癌、子宫内膜癌和绝经后的乳腺癌。肥胖是这些肿瘤发生的非常重要的促进因素。肥胖和体重超标还会增加许多慢性病（如高血压、脑卒中、冠心病和2型糖尿病）发生的概率。肥胖会影响许多激素和生长因子的水平，肥胖人群胰岛素样生长因子1、胰岛素和瘦素水平均升高，性激素在肥胖相关肿瘤中也起重要作用，因为脂肪组织是性激素合成的重要场所，性激素水平过高可使子宫内膜癌和绝经后的乳腺癌发病率增高。肥胖者常伴有轻度炎症状态，脂肪细胞会产生一些促炎性因子，而慢性炎症会促进肿瘤发生。因此避免肥胖在肿瘤预防中占有重要地位。

如何避免肥胖？关键在少吃多动。美国有个诺贝尔生理学或医学奖获得者Brenner讲过一段有趣的事，他说，人在古代的时候，因为生活环境很艰苦，吃的东西很不够，主要靠打猎为生，所以他老是到处要找吃的。多少年、多少代传下来的人就是那些有很强吃的欲望的人，他们下丘脑逐渐形成老想吃的兴奋灶，这就是我们现代人为什么老想吃的原因。可是到了今天，诸位吃东西用不着像古代那样去找了，古代是找到什么就吃什么，现在你家里伸手就拿得到东西吃，可是我们大脑的兴奋灶还在那里，还叫我们吃、吃、吃，其实你肚子一点都不饿，只是为了满足这个兴奋灶，你就老要吃，没有事的时候要吃，看电视也要吃，造成你营养过剩。储存过多的营养的最佳方式就是把它转化成脂肪（而不是蛋白质和碳水化合物），这种储存的能量可以很好去应对饥饿，这在古代艰苦的条件下是十分必要的，因此，过度营养转成脂肪而导致肥胖也是进化选择的结果。

导致超重的原因除吃得过多外，另一个原因就是体力活动太少。因此，合理必要的体力活动是极其重要的。研究表明，合理的体育活动，对预防和降低结直肠癌、乳腺癌、子宫内膜癌、胰腺癌、肾癌等都有良好作用。少吃多动，保持健康的体重和避免肥胖能预防和降低包括肿瘤在内许多慢性代谢疾病的发生，这是有深刻的科学道理的，是迄今科学上证明了的最有效的办法。人们生来就有点爱吃不爱动，我们懂得上述的科学道理后，就需反其道而行之。为了你的健康，预防肿瘤，少吃多动。

对癌症治疗的一点看法

殷蔚伯，著名肿瘤放射学专家，主任医师，中国医学科学院肿瘤医院放射科首席专家

一、癌症不再是不治之症

20世纪初肿瘤患者的5年生存率只有5%，身患恶性肿瘤几乎就等于死亡，因此人们谈癌色变。为此，人类开始致力于攻克肿瘤的研究，由于诊断及治疗技术的改进与发展，癌症患者的5年生存率在不断地提高，20世纪30年代为15%，60年代为30%。近半个世纪以来，随着CT、、MRI、PET-CT等各种诊断设备与技术的应用与提高，促进了对肿瘤的早诊、早治；同时在治疗方面，无论是手术、放射治疗还是药物治疗都有了飞速的发展，至20世纪90年代肿瘤患者的5年生存率提高到45%。2012年美国癌症协会发表统计报告显示，1975—1995年间在美国确诊的癌症患者治疗后5年生存率为49%，而到2001—2007年提高至67%。由于绝大多数肿瘤复发与转移发生在癌症诊治后的5年以内，因此医学上用5年生存率来表示癌症的治疗效果。对肿瘤患者来讲，生存超过5年以后再次出现复发或转移的概率就已经很低了，因此，5年生存率也常常代表着治愈率。现在我国诊治癌症的水平与国外大体相当，我们有理由相信癌症的治疗结果将来会更好，所以说癌症不再是不治之症。

不同部位的癌症治愈率有所差别，一般来说，表浅的癌症较深部脏器的癌症治愈率高，如女性乳腺癌、子宫颈癌、男性前列腺癌等治

愈率高，而肺癌、胰腺癌等的治愈率相对较低。同一种癌症的早期与晚期的治愈率也不一样。早期乳腺癌、子宫颈癌、男性前列腺癌等患者的5年生存率可达90%以上，显著高于晚期患者；即使是预后差的如肺癌、食管癌也同样是早期患者的生存率显著高于晚期。所以我们倡导早期发现、早期诊断、早期治疗。当有异常发现时应尽早去医院检查。现在不少医院开展了防癌普查服务，可定期去检查。

二、癌症不是急诊

著名的肿瘤学家吴恒兴教授不断地告诫我们癌症不是急诊，他的意思是不要一诊断癌症就仓促治疗，而是强调在治疗前应进行必要的检查，制订周密的治疗方案。因为癌症的首程治疗至关重要。首程治疗不当，往往很难补救。他形象地比喻为就像剪裁衣服一样，裁得不好，很难补救。当然，患者被诊断出癌症后必然很着急，但要沉着，进行必要的检查，有时需要多学科的会诊后再进行治疗。精心地战前准备是取得胜利的重要保障。

三、现代的肿瘤放射技术

放射治疗学发展虽然已有100余年的历史，但较医学发展史而言，其历史短，不为人们所熟知。作为一名放射治疗科的医生，我愿意介绍一下现代的放射治疗学。放射治疗主要用于治疗恶性肿瘤，是治疗恶性肿瘤的三大主要手段之一（即手术、放射治疗及药物治疗）。早期放射治疗是通过放射性同位素^{60}钴产生γ射线或由直线加速器产生高能X射线和电子线来完成，也叫二维放射治疗技术，照射范围只能产生不同大小的长方形和/或正方形照射野。但肿瘤生长的范围并不规则，放射治疗在杀灭肿瘤的同时，大量的正常组织也受到损害，导致了相应的放疗并发症。同时，为了避免对正常组织及器官产生不能接受的并发症，有时不得不减少照射剂量，致使肿瘤局部控制率下降或照射治疗后肿瘤复发率增加。

由于影像技术及电子计算机的发展，放射治疗从二维走到三维及四维治疗技术，即三维适形放射治疗、调强放射治疗、影像引导下放射治疗及自适应放射治疗等。换句话说，更准确、更精确的照射，能更好地照射肿瘤、同时更少地照射周围正常组织，其结果是提高肿瘤的治愈率，降低对正常组织的副反应。这些新技术的优势在一些肿瘤的治疗方面表现突出，如头颈部癌、前列腺癌，等等。同时，这些新技术带来的是要在治疗前作更多细致的工作，如先行CT（或PET-CT）定位，在CT图像的每一层面上勾画肿瘤及一些正常器官，要用计算机软件即治疗计划系统计算出最合适的方案，因而放射治疗准备的时间相对较常规放射治疗长。近年来，发展的立体定向放射治疗，对一些小的肿瘤能治愈而无显著的副反应，如早期非小细胞肺癌等。但应该指出的是，如同所有的治疗方法一样，放射治疗也有其局限性，它也不能治疗所有癌症，需要结合每种癌症的特点，联合手术、药物治疗等方法综合治疗进一步提高疗效。

面对癌症作战的现代策略

储大同，著名肿瘤内科学专家，主任医师，中国医学科学院肿瘤医院内科首席专家

一、癌症的发生发展规律

在我们每个人的身体里，实际上都存在着不同的突变细胞。一旦

身体的免疫监视功能不能发现、攻击这些突变细胞的时候，它就会由一个变两个，两个变四个，四个变八个，呈指数级增长，在很短的时间内就能变成肿瘤。直径1.5cm的一个球形结节就已含有35亿癌细胞（3.5×10^9）了。这时候就可以被螺旋CT、磁共振扫描、PET-CT等先进的仪器发现了。大家想想35亿癌细胞是个很大的数量！一些患者来就诊时已是癌症晚期，肿瘤细胞的计数远远超过这个数量，甚至能按斤计，肿瘤细胞数长到12次方，人就牺牲了。我们平常治疗肿瘤怎么治？早期可以切除，争取治愈。但当肿瘤细胞数量到11次方时已经转移得到处都是，没有切除的机会了。这时就应该使用有效的全身治疗手段，如化疗、靶向治疗、生物免疫治疗等，把肿瘤细胞的数量杀到10^9数量级以下，再想办法不让它抬头。如果原发肿瘤在肺，我们称之为肺癌，可能转移到肝脏，也可能转移到骨头、转移到脑部。但是这里应该走出一个误区，癌细胞转移到肝脏的时候不能叫肝癌，只能说是肺癌的肝转移，以此类推。转移到全身各处以后，癌细胞总数量达到11次方、12次方时那是非常晚期的，因此，我们特别强调，肿瘤要早期发现，早期治疗。

二、不要谈化疗就色变，你有机会重振免疫力

一旦到了晚期，是否就完全不能治愈，就只能放弃了？当然不是！其实，得了肿瘤，打仗的战略设计非常重要！怎么掌握好治疗手段－肿瘤组织－机体免疫力的三点平衡是一个极其重要的方面。很多人一听化疗都谈虎色变，觉得不能做。实际上我们要分析，肿瘤能够抑制机体免疫功能，肿瘤发展得越严重越抑制免疫功能！反过来，免疫功能提高了也能抑制肿瘤。比如放疗和化疗，既能够攻击肿瘤，对自己的免疫功能也是打击。所以治疗中机体的免疫功能跟治疗手段、肿瘤之间是三点平衡的关系。你不能光看放化疗对身体的伤

害。肿瘤被消灭以后，肿瘤对免疫功能的抑制就自然而然解除了。而放化疗结束后它们对免疫功能的伤害也立即解除。所以我们任何一位患者在治疗时一定要把三点平衡的关系分析好。手术作为重要的治疗手段把肿瘤的大本营切掉，肿瘤细胞的数量急剧下降，对免疫功能的抑制一下子就被解除了。这时候再用放疗、化疗，进一步消灭残存肿瘤，虽然对免疫功能可能造成一定程度的暂时性抑制，但把肿瘤消灭以后，使肿瘤细胞的数量更进一步减少，这样肿瘤对免疫力的抑制更进一步得到解放。细细掂量如果用各种手段把转移灶中癌细胞总数减少到$3.5×10^9$以下，身体是完全有机会恢复免疫功能的！

三、利用高科技时代优势与肿瘤长期和平共处

对癌症作战的现代战争是建立在常规武器和信息网络系统高度协同配合的战略设计之上的。即科学合理地将手术、化疗、放疗与生物靶向治疗、免疫治疗、中医药治疗等有机地结合，达到全歼肿瘤并长期压住肿瘤的发生细胞（干细胞），使其永不抬头。之所以很多人的晚期肿瘤被治愈，就是因为将肿瘤细胞数量消灭到35亿左右后，再通过各种手段压住肿瘤干细胞并将免疫功能恢复到患肿瘤之前的状态。这时候残留肿瘤细胞的数量和机体免疫功能实际上已经达成了一个新的平衡状态。而这种平衡状态，在分子靶向治疗的时代，你如果有能力、有信心去努力，在医生的帮助下是完全可以争取实现的。也就是说，到那时你的机体与肿瘤已经成了长期和平共处的双方，而这种状态经过努力完全可能持续一辈子。

分子靶向治疗是近年来的新生事物。由于科学家们发现了很多癌基因能驱动肿瘤的生长，因此就把它们叫作驱动基因。可喜的是也有很多新药能针对这些基因起到抑制作用，有效率都能在50%～70%，

控制率都能达到80%～95%，均远远超过化疗。目前临床常用的分子靶向药物也已经有十几种。即使没有驱动基因存在的肿瘤，用一些影响微环境的靶向药物把它们的信号传导通路阻断，也能配合放化疗作战而大大提高它们的疗效。

国际上有资料显示有些老人去世时不是因为肿瘤死亡，而是因为糖尿病、心血管疾病等原因。但在做尸检时却发现这些老人中很多人患有乳腺癌、前列腺癌等恶性肿瘤，但他们并不是死于癌症，而是死于其他疾病，这些人体内的癌细胞恰恰处于35亿左右的数量。这说明什么问题呢？说明他们生前有能力长期与这些癌症抗衡，达到一辈子和平共处的目的。在当代高科技发展的分子靶向治疗时代，就更具有做到这点的物质基础了。展望未来，让谈癌色变即将变成历史吧。

防治肿瘤，从改变自己做起

唐平章，著名头颈肿瘤外科专家，主任医师，中国医学科学院肿瘤医院前院长

说起肿瘤，大家心里不免咯噔一下，说是"谈癌色变"恐怕也不为过吧。虽然目前对肿瘤的诊治水平已经有很大提高，总体上一半以上的恶性肿瘤患者能够被治愈，但离彻底攻克它还有很长的路要走。下面结合我个人30余年的临床经验，就肿瘤预防、诊治谈一些自己的看法。

肿瘤有恶性和良性之分，良性肿瘤一般不会对生命造成太大损害，恶性肿瘤也就是我们通常说的癌症。癌症是人体生长到一定时机体细胞发生转化引起的肿瘤，生长不受限制而且容易出现转移，即使治疗后也可能复发。癌症病因复杂，其发生有些协同因素，它们或单独引起或加速癌症的发生。这些因素包括烟酒刺激、电离辐射、不当的生活方式和饮食习惯等。预防癌症的第一步就是减少这些因素的刺激。如吸烟可引起口腔癌、喉癌、肺癌等多个脏器肿瘤，过量饮酒可引起口腔癌、下咽癌、食管癌等，而长期食用腌制食品和食管癌的发生关系密切。特别是大量烟酒刺激，临床上可见有的患者每天喝半斤到一斤酒，吸 1～2 包烟。下咽和食管黏膜在长期刺激下发生病变导致癌症的多点发生。电离辐射虽然普遍存在于我们生活当中，如医院的 X 线检查、CT、核素扫描、家庭装修中的不合格石材等，我们也基本上不会想到过多接触会对自身造成什么影响，但甲状腺癌、白血病的发生与它的确有明显关系，尤其是对胎儿、儿童影响最大。1986年，苏联切尔诺贝利核事故就是个例证，事故发生后的二十年间，该地区周边儿童的甲状腺癌发生率升高了几十倍。还有不良的饮食习惯，如吃饭太快、经常吃烫的食物、偏食、不爱吃水果等，均会对上消化道黏膜产生不良影响。预防癌症，还要保持健康向上的生活态度，经常锻炼身体，培养乐观的心态。积极乐观的情绪可以调节因压力而分泌的皮质醇和肾上腺素等激素的水平，增强机体免疫力。而有积极乐观心态的人身心更健康，死于心血管疾病的概率更低，肺部功能也更健全。预防癌症，应当定期体检，做到早诊、早治。有些癌症也有一定遗传性和家族性，癌症患者的子女较普通人得癌的概率更大，因此应当定期筛查，发现后尽早处理，治疗效果也会比较理想。

　　如果已诊断明确是癌症，应当如何应对呢，有四点建议提供给大家：

首先，建议初次就诊患者应当在有肿瘤治疗经验的正规医院就诊，切莫病急乱投医。肿瘤的初次治疗十分关键，但由于国内医疗条件地区差异较大，不规范治疗屡见不鲜，患者可能因此而遭受多次治疗的苦痛，疗效一次比一次差。此外，误信游医、偏方、小广告，这些常常含有"包治""不用手术、放化疗""即刻缓解痛苦""祖传秘方"等诱人宣传，经常散布于医院周围，不仅给上当者造成巨大经济损失，更重要的是贻误最佳治疗时机，早期变晚期，能治疗的变成不治之症。目前治疗肿瘤的主要方法包括手术、放疗、化疗、分子靶向治疗等，主要根据患者的个体状况，肿瘤的部位、类型、分期采用不同的治疗方法。如早期喉癌可采用单纯手术、单纯放疗或激光治疗的方法，而晚期喉癌应用手术和放疗相结合的综合治疗；绝大部分甲状腺癌可单纯手术治疗，无需放化疗，如病变侵犯广泛时可在甲状腺全切除后行 ^{131}I 核素治疗。不同肿瘤均有一定的诊治规范，我院的综合查房制度更加保证这些患者得到个体化、科学、合理和有效的治疗方案。综合查房制度是我院针对复杂、疑难或需要多学科共同讨论的病例，召集包括外科、放疗科、肿瘤内科、诊断科、病理科医师一起研讨确定治疗方案的查房制度，特别是针对像下咽癌、乳腺癌、肺癌等这些需要多学科综合治疗的病种，在查房过程中确定患者的肿瘤范围、手术切除范围、功能重建方法、放化疗时机，等等，使得患者在开始治疗前就确定了完整的治疗方案。

其次，肿瘤患者治疗时应做好家庭内部计划，安排好人员和经济保障。治疗肿瘤时间短则一两周，长则数年，通常为 1～2 个月。治疗时应安排好家人进行照顾和护理，家人的陪伴和呵护也是对身心遭受癌症折磨患者的一种安慰。虽然说现在来看病不至于砸锅卖铁、出卖房子家当，全民医保也覆盖了中国90%以上的人口，但治疗肿瘤的费用在几千至数百万不等，诊断措施有廉、有贵，一些化疗药物每个疗程都在几万以上，对一个普通家庭也是一笔不小的花销，因癌致贫常有发生，所以应当根据患者家庭经济状况量力而行，不要影响家庭其他成员的基本生活保障，医生们也会根据患者家庭的实际情况制订相对合理的诊治方案。

再次，肿瘤患者治疗后应坚持定期复查，肿瘤治疗失败50%以上是因为复发引起，而复发多在治疗后的5年之内，部分复发患者还可通过治疗达到根治效果，因此建议治疗后1～2年内每3个月复查1次，2～5年内每半年复查1次，5年以上的患者每年复查1次，坚持严格的复查制度是提高治疗效果的另一保证。

最后，对于某些特定肿瘤，肿瘤患者应习惯和学会与瘤共存，调整心态，提高生活质量。临床表现最突出的是结节性甲状腺肿（良性），目前甲状腺肿瘤的发病率全世界都在升高，特别是结节性甲状腺肿，由于其生长缓慢，可以几年甚至几十年缓慢生长，对患者的生活及工作影响不大，而手术治疗又不易彻底切除，还存在复发可能，因此临床目前均建议观察，不必要手术。患者应该调整心态，做到和肿瘤"和平共处"。另外，还有一些特殊类型的肿瘤，如腺样囊性癌，容易出现远处转移，也是生长缓慢，对放化疗并不敏感，临床上尚没有行之有效的治疗措施，但肿瘤的发展非常缓慢，这段时间非常长，因此患者应当学会坦然面对，提高这段生活质量，千万不要自己吓唬自己。

总之，肿瘤的防治都必须从改变自己做起，谚语说"自助者，天助之"也就是这个意思，不仅要保持乐观向上的心态，健康良好的生活方式，尽量节制烟酒等不良刺激，更要在患病后保持清醒的头脑，做好长期抗癌的准备，在正规的医院制订科学合理的治疗方案，并定期随访。相信这些措施一定能达到目前最好的治疗效果！

勇气创造奇迹　科学铸造明天

赵平，著名腹部肿瘤外科专家，主任医师，全国政协委员，中国医学科学院肿瘤医院前院长

　　刘先生是一位优秀的教师，他培养的学生可谓桃李满天下。然而，这位受人爱戴的人却突遭横祸，使他陷入苦难之中。某年过生日，一杯酒下肚，刘先生感到胃部灼痛。他的一个学生安排他去一家医院做检查，这位学生是这家医院的院长，为老师跑前跑后。做胃镜时发现老师的胃窦部有溃疡，活检病理证实是腺癌。尽管她没有告诉老师真相，刘先生还是从那张苦笑的脸上发现了破绽。刘先生偷偷从病例中看到那些可怕的字眼，犹如晴天霹雳，晕倒在医院。他不能相信自己得了癌症，他一生没有做过坏事，也没有休过一天病假，怎么会"突然得了癌症？"一定是医院搞错了。他又去了几家医院，医生们都说第一家医院的诊断是准确的。刘先生顿时觉得世界马上陷入黑暗与恐怖之中。尽管家人苦苦相求、相劝，朋友送来的补品堆满房间，刘先生还是惶惶不可终日，茶饭难进。他有时觉得如果不吃饭也许会饿死肿瘤，他整天抱着肿瘤书籍苦苦探寻，祈望找到治疗癌症的绝招。然而，他却始终没有听从医生的劝导去做手术治疗。表姐告诉他，"癌症一做手术就会扩散全身。你姐夫要是不做手术也不会死的

那么快！"肿瘤医院门口有不少"热情的人"推荐治疗癌症的祖传秘方，他们许诺包管治好刘先生的病，还向他出示已经治愈癌症患者的心得体会。刘先生彻底迷茫了，在困惑中花掉几万块钱也没有觉得见效。有个得甲状腺癌的同学已经活了5年，在他的劝导下，刘先生去青海的一个寺庙求助保佑，据说不少癌症患者喝了那里的"圣水"后癌症消失了。折腾了几个月，有一天刘先生发现大便呈柏油状，同时他感到心慌、气短，家人看他面色苍白，出冷汗，把他送进医院，送进手术室。手术中发现胃癌已经扩散，并转移到肝脏。最佳的治疗时机不幸被错过了。

导医的忠告：癌症的发病率受社会发展的影响在继续上升，尤其是人口老龄化和工业化进程导致癌症的新发人数与年俱增。当我们不幸患了癌症，重要的是不能被吓倒。癌症是可以治愈的，世界卫生组织提出40%的癌症通过早诊、早治可以治愈，可以长时间生存。因此，癌症不等同于死亡。刘先生如果得知患高血压、糖尿病，他不会面临天崩地裂的恐惧，更不会丧失理智乱投医。然而值得注意的是，现在癌症已经正式被列入慢性非传染性疾病的系列，说明许多人认为得了不治之症，被死亡的阴魂吓破了胆。美国发现在尸检时许多人患有癌症，生前没有症状或没有被诊断，说明即使身体内有肿瘤，与瘤共存也不是天方夜谭。癌症是恶魔，但是与其被吓死，不如抗争求活。最近几十年，恶性肿瘤的诊治有跨越式进步，放射治疗设备的进步使恶性肿瘤的放射更加精确和有效；放射治疗的治愈率不断提高。肿瘤内科治疗也努力规避化疗对于全身的副作用；靶向治疗的效果不断创造出惊人的奇迹。外科手术仍是肿瘤治疗的首选方案，外科对器官的人文保护使许多患者减少残疾和心理伤害。多学科的综合治疗使治疗的方案更加合理、更加有效。作为肿瘤专科医生，我们可以说许多肿瘤已经能够治愈。虽然，对于刚刚发现肿瘤的患者，医生常常按家属的意愿用善意的"谎言"掩饰病情真相；但是并不等于医生失去治愈的信心；我们的经验不仅可以让许多患者得到长期的生存，而且我们已经关注到肿瘤患者的生活质量。保留乳房的乳腺癌手术、保留肛门的直肠癌手术都已经在临床广泛应用。微创治疗也大大减少患者的创伤而达到治疗的效果。北京的抗癌乐园有上万名会员都是癌症患者，他们不仅一起抗争癌症，而且他们还组织文艺活动、体育锻炼改善身体机能，调节心理状态，使越来越多的肿瘤患者赢得生存，也享受了生存的质量。抗癌是一场没有硝烟的战争，争取活下去，能够赢取第二次生命的人就是英雄。勇气创造奇迹，科学铸造明天。